RECHERCHES & DOCUMENTS

DU

LABORATOIRE MUNICIPAL

De la Ville de Reims

L'EAU POTABLE

LE LAIT

DOCUMENTS DIVERS

Par HENRI LAJOUX

Directeur du Laboratoire Municipal, Professeur à l'École de Médecine
Pharmacien en chef des Hôpitaux, Membre du Conseil d'Hygiène
Membre correspondant de la Société de Médecine légale de France, de Pharmacie de Paris, etc.

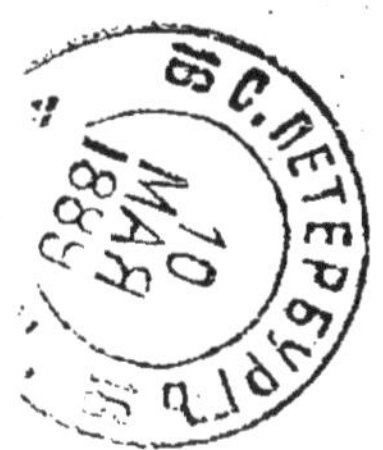

REIMS

IMPRIMERIE ET LITHOGRAPHIE MATOT-BRAINE

6. Rue du Cadran-Saint-Pierre, 6

1889

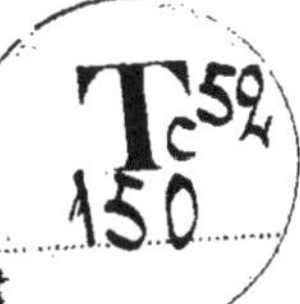

L'EAU POTABLE

LE LAIT

Documents divers

RECHERCHES & DOCUMENTS

DU

LABORATOIRE MUNICIPAL

De la Ville de Reims

L'EAU POTABLE

LE LAIT

DOCUMENTS DIVERS

Par Henri LAJOUX

Directeur du Laboratoire Municipal, Professeur à l'École de Médecine
Pharmacien en chef des Hôpitaux, Membre du Conseil d'Hygiène
Membre correspondant de la Société de Médecine légale de France, de Pharmacie de Paris, etc.

REIMS

IMPRIMERIE ET LITHOGRAPHIE MATOT-BRAINE
6, Rue du Cadran-Saint-Pierre, 6

1889

A Monsieur le Docteur H. HENROT,

Maire de Reims,
Professeur d'Hygiène à l'École de Médecine,
Chevalier de la Légion d'honneur,
Officier de l'Instruction publique, etc.

MONSIEUR LE MAIRE,

Les recherches faites au Laboratoire municipal ont été publiées, en partie, dans divers journaux et recueils scientifiques; d'autres sont encore inédites. Vous avez bien voulu me mettre à même de réunir méthodiquement les unes et les autres dans une brochure que j'ai l'honneur de vous présenter aujourd'hui.

Ces recherches ont eu surtout pour but *l'Eau potable* et le *Lait* : l'Eau, dont la qualité exerce une si grande influence sur la santé publique; le Lait, qui constitue l'aliment exclusif des jeunes enfants et de tant de malades.

D'autres sujets ont été aussi étudiés; c'est ainsi que j'ai pu signaler, le premier, certaines falsificatious intéressantes et un nouveau colorant pour vins, colorant dont l'usage est excessivement répandu.

Le Laboratoire municipal, dont vous m'avez fait l'honneur de me confier l'installation et la direction, entre aujourd'hui dans une nouvelle phase; les principales *Sociétés d'alimentation* qui approvisionnent une grande partie de la population rémoise, n'achètent plus certains produits, les vins surtout, sans les soumettre à l'examen du Laboratoire municipal; cette mesure honore ces Sociétés et contribuera à la défaite des falsificateurs. Des villes voisines demandent à nous charger de leurs analyses; une commission du Conseil municipal examine, en ce moment, cette proposition. La même commission examine aussi la question de la gratuité pour les analyses de produits de première nécessité; si cette mesure est prise comme il y a tout lieu de l'espérer, on rendra le plus grand service à la population ouvrière, à celle qui a le plus besoin d'être défendue contre les falsificateurs.

Le Laboratoire municipal fera tous ses efforts pour rester à la hauteur de sa nouvelle tâche, tout en continuant de donner son concours au Bureau d'Hygiène pour l'étude des questions qui sont du domaine de la chimie : analyse des eaux potables, des eaux d'épuration, de l'air confiné, etc.

J'ai trouvé, dans un jeune chimiste, M. Parquin, préparateur au Laboratoire, un aide aussi intelligent que dévoué; son concours m'a été si souvent précieux que je suis heureux de le signaler à votre attention.

Qu'il me soit permis en terminant, Monsieur le Maire, de vous remercier de l'appui que vous n'avez jamais cessé de donner au Laboratoire et de la bienveillance dont vous m'avez toujours honoré.

Henri LAJOUX.

Reims, ce 25 Avril 1889.

DES EAUX AU POINT DE VUE DE L'HYGIÈNE

1re Partie

Méthodes analytiques

L'analyse complète des eaux est une opération longue et difficile qui nécessite une quantité considérable de liquide. Mais une pareille opération n'est pas nécessaire quand on veut simplement savoir si une eau possède les qualités exigées par l'hygiène pour être employée sans inconvénient dans l'alimentation. A ce point de vue spécial, il suffit de rechercher : 1° ses éléments minéralisateurs, leur proportion totale et seulement celle des principaux ; 2° si elle n'est pas souillée par des matières étrangères.

La première recherche ne présente aucune difficulté ; quelques réactifs bien connus, l'hydrotimétrie permettent de l'effectuer avec une exactitude suffisante.

La seconde, au contraire, est beaucoup moins facile. Les causes de l'altération des eaux sont nombreuses, mais presque toutes ont pour conséquence l'introduction de matières organiques variées dans le liquide indispensable à la vie. Ces matières organiques reconnaissent diverses origines : infiltrations de fosses d'aisances, voisinage des cimetières, lessivage du sous-sol des rues par les eaux pluviales, eaux résiduaires de diverses usines, etc. Les chimistes ont donc cherché à mesurer le degré de souillure des eaux par la quantité plus ou moins grande des matières organiques qu'elles renferment. Cette détermination est insuffisante ; une eau peut contenir des matières organiques sans pour cela être nuisible ; il est donc de toute nécessité de déterminer la nature de ces matières, de rechercher si elles sont d'origine végétale ou animale. Ce problème peut être facilement résolu; aussi sommes-nous surpris que des publications récentes, auxquelles la situation de leurs auteurs donnent une grande autorité, dont l'une même est officielle, le passent complètement sous silence. Il est vrai que cette dernière a pour but de fournir exclusivement des « procédés rapides d'appréciation, relativement faciles à exécuter, n'exigeant pas une installation particulière et capables de donner sur la valeur de l'eau soumise à ces essais des résultats suffisants pour permettre de conclure à son utilisation ». C'est ainsi que s'exprime M. le Dr G. Pouchet dans son Instruction relative aux *conditions d'analyse des eaux destinées à l'alimentation publique*, instructions discutées et adoptées par le Comité consultatif d'hygiène publique dans la séance du 30 août 1885 et adressées par M. le Ministre du commerce à tous les Conseils d'hygiène de France. Une méthode analytique *officielle* était devenue nécessaire, depuis le décret du 30 septembre, parce que les travaux d'amenée d'eau pour l'alimentation des villes et des communes ne sont autorisés qu'après avis favorable du Comité consultatif d'hygiène publique, à qui tous les dossiers doivent être envoyés. Nous nous croyons autorisé à dire, en nous basant sur nos recherches et une expérience déjà longue, que la méthode proposée est insuffisante, qu'elle peut être à la fois simplifiée, en supprimant certaines déterminations superflues, et complétée par quelques expériences d'une *exécution facile* qui donnent des renseignements utiles sur la nature des matières organiques des eaux.

Le sixième Congrès pharmaceutique international (1) qui s'est tenu à Bruxelles, au mois de septembre 1885, avait mis à l'ordre du jour de ses séances la question suivante : « Les eaux alimentaires. Quels sont les caractères des eaux alimentaires ? Dans l'état actuel de la science, quels sont les meilleurs procédés à recommander pour la constatation de ces caractères ? » Cette question a donné lieu à une longue et

(1) Congrès pharmaceutique international de Bruxelles, compte rendu par M. Petit. *Journal de pharmacie et chimie*, 1885, XII, page 335.

savante discussion à laquelle ont pris part des chimistes distingués de plusieurs pays; il nous suffira de citer les noms de MM. Girard, Petit, Canizzaro, Depaire, Carles, etc., pour donner une idée de la valeur des observations qui ont été présentées. Les conclusions adoptées à la suite de cette discussion indiquent les recherches que l'on doit entreprendre pour reconnaître si une eau est potable ; ces recherches, plus complètes que celles de l'*Instruction* précédemment citée, sont aussi plus au courant de la science actuelle ; elles ne négligent pas l'acide nitrique et indiquent la dose maxima qu'un litre d'eau peut contenir, mais ce maximum est trop faible.

Chaque année, l'Observatoire de Montsouris publie un recueil où sont exposées des recherches sur les eaux ; on y trouve des renseignements d'un haut intérêt. Malheureusement, certains procédés analytiques de Montsouris ne sont pas à la portée de tous les chimistes parce qu'ils nécessitent un laboratoire bien outillé qu'on ne rencontre pas dans un grand nombre de villes ; de plus, ces procédés exigent une habitude des manipulations qui les rend impraticables pour nombre d'hygiénistes qui, sans faire de la chimie leur occupation ordinaire, ont cependant besoin de faire quelquefois des analyses d'eau. Enfin, nous ajouterons que les procédés de Montsouris, que nous reconnaissons d'ailleurs excellents, ne sont pas assez rapides dans le cas où, tout en ne disposant que d'un personnel restreint et d'un temps limité, on a à effectuer un nombre considérable d'analyses.

Dans ce mémoire, nous exposons les méthodes analytiques que nous suivons au laboratoire municipal de Reims ; nous montrons leur utilité et donnons les résultats que nous avons obtenus, résultats déduits de l'examen de plus de cinq cents analyses d'eau. Ce travail fait suite, en les complétant, aux deux mémoires que nous avons publiés sur la même question dans les *Rapports annuels du Bureau d'hygiène de Reims* pour 1883 et 1884.

Avant d'aborder l'étude analytique des eaux, il est indispensable d'indiquer les précautions à prendre pour opérer les prises d'échantillons ; ces précautions, trop souvent négligées, se trouvent exposées dans le *Manuel d'analyse volumétrique de Sutton* (1). Les personnes chargées de recueillir les eaux pour l'analyse doivent s'y conformer scrupuleusement.

« Il faut rejeter les bouteilles de grès ; elles peuvent modifier la dureté de l'eau et sont plus difficiles à nettoyer que celles de verre. Il faut, autant que possible, se servir de bouteilles de verre munies d'un bouchon de verre ou d'un bouchon de liège paraffiné...

» On ne doit se servir que de bouchons de liège neufs et bien lavés dans l'eau où l'on a puisé l'échantillon.

» Pour prélever un échantillon dans une source, une rivière ou un réservoir, on y plonge la bouteille elle-même, si cela est possible, au-dessous de la surface liquide ; mais s'il faut se servir de l'intermédiaire d'un vase, on veille à ce qu'il soit parfaitement propre et bien rincé à l'eau. On évitera de recueillir à la surface de l'eau ou d'entraîner les dépôts du fond.

» Pour prendre un échantillon au moyen d'une pompe ou d'un robinet, on laisse couler l'eau qui a séjourné dans la pompe ou dans le tuyau de conduite avant de recevoir le jet directement dans la bouteille. Si l'échantillon représente l'eau d'une ville, on devra le prendre au tuyau qui communique directement à la principale rue et non pas à une citerne.

» Dans tous les cas, on remplit d'abord complètement la bouteille avec l'eau, on la vide, on la rince une ou deux fois avec cette eau, on la remplit enfin jusque près du bouchon et on la ferme solidement.

» Au moment de la prise d'échantillon, on note le nom de la source, soit qu'il s'agisse d'une source profonde ou peu profonde, ou d'une rivière ou d'un torrent, ainsi que le nom du lieu, afin que son identité soit bien établie.

» S'il s'agit d'un puits, on détermine la nature du sol, du sous-sol, et de la couche d'où l'eau jaillit, la profondeur et le diamètre du puits, sa distance des puisards voisins, des

(1) Traduction de M. Méhu sur la 4e édition anglaise, p. 395. Paris, G. Masson.

drains et des autres sources qui pourraient la souiller ; si l'eau traverse une couche imperméable d'où elle jaillit, et si les parois du puits sont ou non imperméables à l'eau.

» Si l'échantillon provient d'une rivière, on indique la distance de la source de la rivière au point où l'eau a été prise, on note quelles causes d'altérations elle a pu subir entre ces deux points et la nature géologique des pays qu'elle traverse.

» S'il s'agit d'une source, on note la couche dont elle jaillit. »

Ajoutons qu'il est bon de laver les bouteilles destinées à recueillir l'eau avec une solution de permanganate de potasse additionnée d'acide sulfurique ; cette précaution a pour but de détruire les matières organiques adhérentes au verre. On rince enfin avec de l'eau jusqu'à ce que le liquide ne soit plus acide.

Caractères de l'eau potable. — Une eau, pour être potable, doit être fraîche (de + 8 à + 14°), limpide, incolore, inodore, d'un goût agréable.

Si l'on conserve de l'eau pendant quelque temps, elle ne doit pas déposer, elle doit rester inodore.

Enfin, à ces caractères faciles à constater par tout le monde, ajoutons celui-ci : *l'eau potable cuit facilement les légumes et ne coagule pas le savon* (1).

Après avoir constaté les propriétés physiques et organoleptiques de l'eau, on procède à son analyse chimique minérale et organique.

I. — Analyse minérale

Le Comité d'hygiène prescrit d'abord d'effectuer le dosage du résidu fixe de l'évaporation de 1000^{c3} d'eau, avant et après calcination au rouge sombre. Cette double détermination exige un certain temps et l'habitude des manipulations délicates ; elle va donc à l'encontre du but que l'on se proposait qui est,

(1) Pour plus de détails sur les propriétés physiques et organoleptiques de l'eau, nous ne pouvons mieux faire que de renvoyer le lecteur à l'excellent *Cours de Chimie* de M. le professeur Ar. Gautier : 1887 — Tome I, page 85.

nous le rappelons, de fournir des procédés analytiques rapides et relativement faciles à exécuter. De plus, elle n'est pas indispensable, parce que la détermination du degré hydrotimétrique, le dosage des chlorures et sulfates, celui des matières organiques, recommandés également par le Comité font, pour ainsi dire, double emploi avec elle. Dans nos analyses courantes, nous nous bornons donc à ces derniers essais, auxquels nous ajoutons le dosage si important des nitrates. L'instruction du Comité n'indique pas ce dosage ; elle se borne à conseiller de rechercher la présence de ces sels dans le résidu de l'évaporation de l'eau, au moyen de l'acide sulfurique en présence du sulfate ferreux.

Hydrotimétrie. — Nous ne décrirons pas l'hydrotimétrie, car cette méthode se trouve dans tous les traités de chimie ; nous dirons seulement que l'on doit prendre le degré d'une eau avant et après ébullition, parce que la première opération donne la proportion de l'acide carbonique et de tous les sels calcaires et magnésiens, la seconde (1) celle de ces mêmes sels autre que le carbonate de chaux.

Le degré hydrotimétrique total d'une eau représente à peu près le nombre de centigrammes de sels terreux contenus dans un litre de cette eau.

Si l'origine de l'eau est inconnue, il faut faire l'essai hydrotimétrique complètement, afin d'évaluer la proportion des sels magnésiens.

Pour qu'une eau soit potable, il faut qu'elle contienne une quantité convenable de sels calcaires indispensables à la nutrition, mais, si elle en contient trop, elle est indigeste ; les eaux reconnues bonnes ont un degré hydrotimétrique *total* variant de 15 à 30. Les deux tiers ou la moitié *au moins* des sels doivent être formés de carbonate de chaux ; par suite, le degré hydrotimétrique *persistant* (après ébullition) ne devra pas dépasser beaucoup le tiers du degré total.

Quand l'origine d'une eau est inconnue, il est bon de vérifier les résultats de l'essai hydrotimétrique par le dosage

(1) Après soustraction de 3° au degré trouvé, pour tenir compte du carbonate de chaux resté en dissolution.

direct des carbonates ; ce dosage s'effectue rapidement et avec exactitude par l'alcalimétrie, à la condition d'employer un acide d'un titre convenable et, comme indicateur, le *réactif ferroso-pyrogallique* de M. le professeur Jacquemin (1). Ce réactif se prépare en mélangeant volumes égaux d'une solution d'acide pyrogallique et d'une solution de chlorure ferrique.

Cette dernière s'obtient ainsi :

Perchlorure de fer des pharmacies à 30° B..	8 gr.
Eau distillée q. s. pour faire	100 c3

La liqueur se conserve indéfiniment ; il n'en est pas de même de la solution pyrogallique qui, au bout de quelques jours, brunit à l'air ; aussi la prépare-t-on, au moment du besoin, en dissolvant 0g50 de pyrogallol dans 100c3 d'eau distillée ; on la mélange à 100c3 de la liqueur ferrique. Le réactif abandonne du jour au lendemain de la *purpurogalline* que l'on sépare par filtration ; il peut servir pendant une quinzaine de jours.

De l'eau distillée additionnée de *réactif ferroso-pyrogallique* jusqu'à coloration jaune ambré, se colore en rouge pourpré, violeté, violet ou bleu-violet, au contact des alcalis, des carbonates alcalins et des bicarbonates alcalins ou alcalins-terreux, suivant les conditions et la nature des matières agissantes (2). Une eau potable contenant des bicarbonates prend sous l'influence de quelques gouttes de réactif une coloration violetée ou même d'un beau violet améthyste. La teinte n'est pas influencée par l'acide carbonique libre des eaux potables ou même des eaux minérales bicarbonatées, légèrement acidules et gazeuses.

Si, à une eau additionnée de *réactif ferroso-pyrogallique*, on ajoute un acide titré, on reconnaît le terme de la saturation des carbonates et des bicarbonates à ce que la liqueur vire presque instantanément du bleu-violacé au brun-clair ou

(1) *De la recherche des bicarbonates dans les eaux*, par le professeur Jacquemin, Paris 1889. (Extrait de la *Gazette des Eaux*).

(2) L'ammoniaque agissant sur le réactif comme les bicarbonates, le procédé de M. Jacquemin ne s'applique pas aux eaux dans lesquelles le réactif de Nessler a indiqué la présence de composés ammoniacaux.

au jaune ambré. Ce virage, ainsi que nous l'avons reconnu nous-même, est très facile à percevoir.

L'acide titré que M. Jacquemin recommande contient 10_{gr} d'acide sulfurique SO^4 H par litre ; nous aimons mieux, pour les eaux potables, employer un acide plus étendu tel que l'acide $\frac{N}{10}$, c'est-à-dire renfermant 4g90 d'acide SO_4 H par litre. 1^{c3} de ce dernier acide représente 0g005 de carbonate de chaux Ca O, CO^2 ou 0g0081 de bicarbonate

Ca O, HO, C^2 O^4.

L'intensité de la coloration obtenue en ajoutant, à un certain volume d'eau, le *réactif ferroso-pyrogallique* jusqu'à ce que la teinte ne se fonce plus, renseigne sur la quantité de cette eau que l'on doit employer pour l'essai. Cette quantité, pour les eaux de Reims, est de 100 à 200^{c3}.

Par ce procédé on obtient le poids brut de divers carbonates ; pour les eaux de Reims qui ne contiennent guère que du carbonate de chaux, c'est en poids de ce sel que nous exprimons le résultat de l'essai.

Le mémoire de M. Jacquemin contient sur la nature et le dosage des bicarbonates des eaux minérales, des renseignements d'un haut intérêt, mais sur lesquels nous ne pouvons nous étendre ici ; nous ne saurions trop recommander aux hydrologistes la lecture de cet important travail.

Dosage de l'acide sulfurique. — On concentre l'eau au 1/10 de son volume environ ; on acidule par l'acide chlorhydrique et l'on précipite la liqueur chaude par le chlorure de baryum. On pèse le sulfate de baryte lavé, séché et calciné ; en multipliant le poids trouvé par 0,3433, on a celui de l'acide sulfurique correspondant.

L'*Instruction du Comité consultatif d'hygiène* fixe à 0g03, par litre, la quantité maxima d'acide sulfurique qu'une eau potable peut contenir ; le *Congrès pharmaceutique de Bruxelles* la fixe à 0g06, ce qui représente seulement 0g102 de sulfate de chaux. A une pareille dose, ce sel ne peut être considéré comme nuisible, aussi nous adoptons 0g06 comme poids maximum d'anhydride sulfurique.

Dosage du chlore. — Nous suivons le procédé de Mohr ;

un certain volume d'eau est concentré au 1/5 de son volume, environ ; on l'additionne de deux gouttes de chromate de potasse et, avec une burette graduée en 1/10 de cent. cubes, on verse dans la liqueur une solution de nitrate d'argent $\frac{N}{10}$, c'est-à-dire contenant, par litre, 17 gram. de ce sel (1/10 d'équivalent). Du volume de la solution argentine employée pour produire une légère teinte brique due au chromate d'argent, on déduit le poids du chlore des chlorures contenus dans le volume d'eau employé, sachant que 1 cent. cube de la solution correspond à 3 milligr. 55 de chlore.

Le dosage du chlore est important parce que sa présence, en quantité notable, dans une eau, la rend suspecte de contamination par des infiltrations d'eaux ménagères ou de fosses d'aisances :

L'eau	des *Fontaines de Reims*	renf. en moy.	0g005	de chlore par lit.	(Lajoux)
»	de la *Vesle* en amont de Reims,	»	0g0049	»	(id.)
»	de la *Vanne* prise à Paris (1),	»	0g006	»	(Alb. Lévy)
»	de la *Dhuis* » (2),	»	0g008	»	(id.)
»	de la *Seine* à Ivry, (3),	»	0g008	»	(id.)
»	de la *Marne* à St-Maur (4),	»	0g007	»	(id.)

Dans l'eau de quelques sources de la montagne de Reims, nous avons dosé de 0g008 à 0,009 de chlore par litre, jamais plus. Nous pouvons donc admettre, d'après ce qui précède, qu'une eau potable ne doit pas contenir plus de 0g010 de chlore (5); ce maximum est voisin de celui admis par le *Congrès pharmaceutique de Bruxelles*, soit 0g008. Le *Comité consultatif d'hygiène* indique 0g040 ; ce nombre nous semble trop élevé.

Nous parlerons du dosage de l'acide nitrique dans le chapitre de l'analyse organique.

II. — Analyse organique

Les matières organiques dissoutes dans les eaux proviennent des animaux et des végétaux. Ces derniers, en se décomposant, donnent comme produits ultimes des composés orga-

(1) (2) (3) (4) *Annuaire de l'Observatoire de Montsouris pour 1888*, pages 354 et suivantes.

(5) Ce nombre ne s'applique pas aux localités voisines de la mer.

niques humiques; les *acides crénique* et *apocrénique*, découverts par Berzélius dans certaines eaux minérales, sont des composés analogues.

Les matières animales des eaux sont azotées; les unes sont inaltérées, les autres sont des produits de putréfaction. Parmi les matières inaltérées, nous citerons des substances protéiques, de la tyrosine, des acides amidés, etc. Les substances azotées, et principalement l'urée, donnent par la putréfaction de l'ammoniaque; à son tour, l'ammoniaque et les principes amidés donnent, sous l'influence du ferment nitrique, de l'acide azotique ou seulement de l'acide azoteux, si l'aération du milieu est insuffisante.

Indépendamment des matières organiques solubles, les eaux peuvent contenir des organismes vivants ou morts : des microbes, des infusoires, des algues, etc., des débris organisés en suspension.

Les matières organiques des eaux, quand elles s'y trouvent en quantité un peu notable, les colorent et leur communiquent une saveur fade. Elles ne semblent pas avoir par elles-mêmes une influence sensible sur la santé; cependant un grand nombre d'observations tendraient à établir que l'usage *longtemps prolongé* d'eaux chargées de matières organiques produit des dégénérescenses scrofuleuses ou cancéreuses. S'il en est ainsi, ce résultat ne doit être attribué qu'aux principes d'origine animale, car les principes humiques sont certainement inoffensifs. C'est ainsi que les eaux potables d'Arcachon, bien que rendues jaunâtres par de l'humus, sont assez bien supportées. Nous avons examiné des eaux qui, depuis un temps immémorial, servent à l'alimentation d'un village situé à la lisière de la forêt de l'Argonne; les sources proviennent d'infiltrations qui se produisent dans la forêt; les eaux pluviales lessivent le sol recouvert de débris végétaux et contiennent, dans les puits du village, jusqu'à 150 milligr. de matières organiques qui ne fournissent que des traces d'azote. Ces eaux n'ont jamais donné lieu à aucune plainte.

Les matières organiques, indépendamment de toute action propre, ont le grand inconvénient d'absorber l'oxygène dissous dans l'eau, ce qui la rend lourde et indigeste ; elles réduisent les sulfates à l'état de sulfures en communiquant, par suite au liquide une odeur d'œufs pourris. L'acide sulfhydrique, ou plutôt le sulfure d'ammonium, peut aussi provenir de la décomposition putride des matières animales.

Lorsque les matières azotées, et sous ce nom nous entendons toutes les substances qui renferment de l'azote, aussi bien sous forme de composé nitrique ou ammoniacal, que de composé organique, lorsque, disons-nous, ces matières sont un peu abondantes, on peut être certain que l'eau a été souillée par des matières animales, et alors il y a lieu de redouter la présence de microbes pathogènes qui se trouvent, par suite de la présence de ces composés azotés dans des conditions favorables à leur développement.

Ainsi donc, il faut établir une distinction entre les matières organiques des eaux, suivant qu'elles sont azotées ou qu'elles ne le sont pas. Les procédés employés pour doser les matières organiques ne permettant pas d'établir cette différence, il est absolument indispensable de doser l'azote *sous ses différentes formes*, puisque les principes organiques azotés subissent des métamorphoses qui donnent de l'ammoniaque et de l'acide nitrique. Le poids de l'azote *total* permet d'apprécier la proportion des matières organiques azotées primitives, c'est-à-dire celle des principes qu'il importe surtout de connaître. Il y a plus ; il peut arriver que des eaux chargées d'acide nitrique ne contiennent qu'une minime proportion de matières organiques et pas du tout d'azote ammoniacal ; en s'en tenant à ces renseignements, les eaux précédentes passeraient pour potables ; mais l'acide nitrique reste comme témoin de leur contamination. Ce fait, que nous avons observé bien des fois, est dû à l'une des deux causes suivantes : l'eau examinée avait lessivé d'anciens matériaux salpêtrés ou bien la fermentation nitrique de l'ammoniaque s'était produite au sein même de ce liquide ; elle était achevée et le carbone des matières organiques avait été en grande partie brûlé. Ce dernier cas se produit à la longue dans les eaux qui ne se renouvellent pas. Il faut cependant savoir que les êtres organisés, qui pullulent dans certaines eaux, consomment les nitrates et peuvent même les faire disparaître complètement. Le dosage de l'acide nitrique est important à un autre point de vue ; il peut expliquer l'augmentation, souvent considérable, qu'éprouve le degré hydrotimétrique des eaux contaminées par des matières animales ; la nitrification de l'azote ammoniacal et des principes amidés a évidemment pour conséquence l'augmentation des sels terreux dissous dans les eaux.

Pour effectuer le dosage de l'*azote organique, ammoniacal* ou *nitrique*, il existe des méthodes à la fois rapides, faciles à mettre en œuvre et d'une exactitude suffisante.

Nous n'avons pas encore parlé d'une quatrième forme de l'azote, de l'*azote nitreux* ; c'est que nous ne l'avons que très rarement trouvé dans les eaux où nous l'avons recherché. Il y est certainement infiniment plus rare que l'azote nitrique. Le *Congrès pharmaceutique de Bruxelles* prescrit de rechercher les nitrites et de rejeter les eaux qui en contiennent. Pour reconnaître ces composés, il y a des méthodes extrêmement sensibles ; nous avons nous-même trouvé un procédé non moins sensible et qui a l'avantage de ne nécessiter que des réactifs faciles à se procurer et à mettre en œuvre.

A tous les dosages précédents on peut ajouter celui de l'oxygène dissous dans l'eau ; il permet, en quelque sorte, de mesurer le degré d'altération que les matières organiques lui ont fait éprouver. Nous employons le procédé Gérardin.

Des recherches spéciales fournissent quelquefois d'utiles renseignements sur la cause de l'altération d'une eau potable; ainsi une eau altérée par des *infiltrations de fosses d'aisances* peut renfermer de l'*urée inaltérée* ; on la recherche par le procédé Musculus (1). Ce chimiste verse sur un filtre de l'urine en pleine fermentation ammoniacale. Après l'écoulement complet du liquide, le filtre est lavé avec de l'eau distillée jusqu'à disparition complète de réaction alcaline, on le colore au jaune par le curcuma et on le sèche à 35°, finalement on le découpe en bandelettes. On obtient ainsi un papier réactif qui permet de découvrir de très faibles quantités

(1) *Comptes rendus de l'Académie des Sciences*, 12 janvier 1874.

d'urée. En effet, si on le plonge dans une solution neutre même très étendue d'urée, le ferment dont il est imprégné détermine en 15 ou 20 minutes la transformation de cette matière en carbonate d'ammoniaque et le papier prend une coloration brune.

M. Balland (1) cherche aussi à constater l'urée dans les eaux altérées par les déjections animales. Dans un tube fermé à l'une de ses extrémités, long de 80 cent. et de 15 millim. de diamètre, on verse quelques centimètres cubes de la solution d'hypobromite de soude de M. Yvon ; on achève le remplissage exact du tube avec l'eau à examiner. Après avoir bouché, avec le pouce, l'orifice du tube, on le retourne et on le place dans un grand verre à pied contenant du mercure. S'il y a de l'urée on voit se former de petites bulles d'azote qui gagnent la partie supérieure du tube.

En opérant sur l'eau plus ou moins concentré, on peut doser l'urée en mesurant l'azote dégagé. Ce procédé est préférable à celui de Musculus qui n'est pas applicable, du reste, quand l'eau renferme déjà de l'ammoniaque.

On fera bien aussi d'avoir recours au procédé Baudrimont, qui consiste à agiter l'eau avec son volume d'éther ; on laisse déposer, on décante la couche surnageante que l'on fait évaporer au bain-marie à une douce chaleur. Si l'eau est contaminée par des infiltrations de fosses d'aisances, le résidu de l'évaporation exhale une odeur plus ou moins prononcée de matière fécale.

M. Zune, de Bruxelles, réduit 500 à 1,000^{c3} d'eau à un très faible volume et traite le résidu par 15 à 20^{c3} d'alcool concentré chaud ; il décante le liquide, après refroidissement, sur un petit filtre. Dans le résidu insoluble, il recherche l'acide urique par la réaction de la muréxide ; dans la liqueur alcoolique, il recherche l'urée, les acides biliaires, les pigments urinaires, etc.

Pour les détails de ces délicates recherches, nous ne pouvons mieux faire que de renvoyer le lecteur à l'*Analyse des*

(1) *Sur les eaux contaminées par les infiltrations des fosses d'aisances*, par M. Balland. *Journal de pharmacie et de chimie*, 1883, T. VIII, p. 346.

eaux potables de M. Zune (Bruxelles 1889), ouvrage que l'auteur a bien voulu nous envoyer (1).

Les eaux contaminées par les matières fécales abandonnent souvent des flocons bruns dans lesquels M. E. Gautrelet (2) a signalé des cadavres de *stercogona terastroma* (grossissement de 800 diamètres).

On sait du reste que l'altération des eaux par les matières fécales se révèle souvent d'elle-même par l'odeur de sulfhydrate d'ammoniaque qu'elles leur communiquent. Ce sulfure peut être facilement mis en évidence par les réactifs.

Les eaux souillées par des infiltrations d'égout et surtout par les produits de la fabrication du gaz de l'éclairage contiennent des *sulfocyanures*. Pour les rechercher, on filtre l'eau, si cela est nécessaire ; on la réduit à un petit volume et on l'acidifie légèrement par une goutte ou deux d'acide chlorydrique étendu. En ajoutant ensuite quelques gouttes d'une solution très étendue de chlorure ferrique, il se produira, si l'eau contient des sulfocyanures, une coloration rouge-brun plus ou moins intense. Cette coloration ne doit pas disparaître par l'addition d'acide chlorhydrique concentré ; elle est au contraire détruite, surtout à chaud, par quelques gouttes d'acide azotique concentré.

Les eaux souillées par des infiltrations *d'eaux ménagères* contiennent toujours un peu de *matières grasses* et beaucoup de *chlorures alcalins*.

On doit toujours faire l'examen microscopique des sédiments abandonnés par les eaux. Les *matières minérales* sont formées de sable, d'argile, de craie ; elles sont opaques anguleuses, cristallines ou amorphes. Les *matières organiques* sont des produits humiques, amorphes, des débris végétaux et animaux (élytres de coléoptères, ailes de papillons, fragments de plumes, etc.) des vibrions et des bactéries, des infusoires, des algues, des diatomées, etc.

Les cryptogames aquatiques décomposent l'acide carbonique

(1) On trouvera encore, dans ce livre, des renseignements très intéressants sur toutes les parties de l'*Analyse des eaux potables*.

(2) *Sur la nature des dépôts observés dans l'eau d'un puits contaminé*, par M. E. Gautrelet. *Journal de pharmacie et de chimie* 1884, tome IX, p. 426.

produit par la putréfaction des matières organiques et mettant l'oxygène en liberté ; de plus, l'oxygène exhalé brûle ces matières. Avec M. A. Gérardin, on peut donc dire que les algues vertes contribuent puissamment à l'assainissement naturel des eaux altérées par des matières organiques en décomposition. Comme les algues ne peuvent vivre dans une eau corrompue, leur absence est souvent le signe de sa putréfaction ; elles sont alors remplacés par des infusoires qui, lorsqu'ils sont très abondants, sont la preuve de la corruption de l'eau ; il en est de même pour les bactéries.

Ainsi donc, la présence des algues ou des infusoires ou plutôt la proportion relative de ces êtres, est utile à constater dans une eau potable pour se renseigner sur sa qualité ; il en est de même de l'existence d'algues mortes car une eau, potable à un certain moment, peut avoir été altérée plus tard.

Parmi les algues, il n'y a pas que celles colorées en vert qui exercent une heureuse influence sur la qualité de l'eau ; à cet égard, les *diatomées* agissent comme elles. Or, la nature de leur endochrome permet de reconnaître si celles que l'on observe sont mortes ou vivantes. En effet, cet endochrome est de la chlorophylle additionnée d'un pigment brun jaunâtre qui se dissout dans l'eau lorsque le végétal meurt, ce dernier reste ainsi coloré en vert.

M. Neuville (1), dans sa thèse inaugurale sur les *eaux de Paris*, expose un *Essai d'analyse micrographique* de ces mêmes eaux qu'il classe d'après la nature et le rapport des êtres qu'il y a constatés. Cette thèse, remarquable à plus d'un titre, est utile à consulter : malheureusement, il n'est pas rare de trouver des eaux dans lesquelles fourmillent à la fois des algues et des infusoires, ce qui montre qu'il ne faut pas toujours tirer de conclusions trop absolues d'un examen microscopique.

Nous évitons à dessein de parler de l'examen microbiologique des eaux ; cet examen, pour être fait utilement, nécessite une installation et un outillage particuliers que l'on ne rencontre pas habituellement dans un laboratoire de chimie.

(1) *Thèses de l'Ecole supérieure de pharmacie de Paris, 1880.*

A notre connaissance la meilleure méthode d'analyse bactériologique est celle de M. Miquel (1). Du reste, il ne faut pas s'illusionner sur les avantages que l'analyse microbiologique présente sur l'analyse chimique pratiquée, au point de vue des matières organiques, comme nous venons de l'exposer.

En effet, il ne suffit pas de compter des microbes, mais il faut surtout déterminer si, parmi eux, il s'en rencontre de nuisibles ; or, nos connaissances à ce sujet sont encore assez restreintes. De plus ces recherches sont très longues. L'analyse chimique, au contraire, ne demande que quelques heures, avantage précieux quand l'Administration attend l'avis du chimiste pour interdire ou autoriser l'usage d'une eau de consommation courante.

Il ne faut pas croire que nous méconnaissions l'utilité de l'analyse microbiologique ; nous sommes des premiers à reconnaître les services qu'elle a déjà rendus, à prévoir ceux, plus grands encore, qu'on est en droit d'attendre d'elle.

Mais, pour le moment, son emploi le plus pratique consiste dans la recherche d'un microbe pathogène donné, le bacille typhique, par exemple, dans une eau suspecte.

Nous allons maintenant aborder la description des procédés de dosage de la matière organique et des composés azotés des eaux ; les résultats qu'ils fournissent sont suffisants pour établir le degré de pureté d'une eau. Quant aux recherches spéciales elles permettent de découvrir souvent l'origine de la contamination.

Dosage des matières organiques. — Ce dosage s'effectue dans tous les laboratoires en déterminant la quantité de permanganate de potasse qui est réduite par un litre d'eau. On emploie, à cet effet, une solution de caméléon qui renferme généralement 0g3163 de ce sel par litre, c'est-à-dire la quantité nécessaire à l'oxydation de 1/100 d'équivalent = 0g63 d'acide oxalique ; on voit ainsi que le permanganate oxyde un poids d'acide oxalique qui est sensiblement le double du sien. On exprime le résultat de différentes manières :

(1) *Analyse micrographique des eaux* par le Dr Miquel. *Journal de pharmacie et de chimie*, tome XVII, pages 289, 353, 401, 449, 499, 547.

(*A*) On donne le poids de permanganate réduit par un litre d'eau ou simplement le volume de la solution de ce sel qui a été décolorée.

(*B*) On indique la quantité d'oxygène cédée par le poids trouvé de caméléon à la matière organique contenue dans un litre d'eau ; 1 cent. cube de la solution titrée précédente renferme 0g00008 d'oxygène disponible pour l'oxydation, d'après l'équation :

$$2\,(KO,\,Mn^2O^7) + 2\,HO = 4\,MnO + 2\,(KO,\,HO) + {}_{10}O.$$

(*C*) On évalue les matières organiques en acide oxalique, c'est-à-dire que l'on donne le poids de l'acide oxalique qui serait oxydé par le permanganate employé ; 1c3 de la solution de permanganate correspond à 0g00063 d'acide oxalique cristallisée.

(*D*) Enfin, on se base quelquefois sur les expériences de MM. Kubel et Wood, qui ont reconnu qu'une partie de permanganate correspondait à cinq parties de matières organiques.

Nous laissons de côté cette dernière façon d'exprimer les résultats, parce qu'elle ne saurait être bien générale et que, de plus, elle ne présente aucun avantage sur les autres ; quant à celles-ci, nous pensons qu'elles peuvent être indifféremment employées. Cependant, il serait bon d'adopter dans tous les laboratoires un mode de notation uniforme qui rendrait toute confusion impossible ; dans ce cas, nous préférerions la notation en acide oxalique équivalant aux matières organiques. Cette notation frappe plus l'esprit que celle en oxygène ou en pergmanganate réduit.

Toutefois, la notation arbitraire, pourvu que l'on indique celle dont on fait usage, est loin d'avoir le même inconvénient que les diverses manières dont on fait agir le permanganate de potasse sur les eaux. Suivant le procédé employé, on obtient des résultats différents, lesquels ne sont plus du tout comparables.

A l'origine, Forchammer ajoutait la solution de caméléon à l'eau chaude ; E. Mounier conseilla ensuite de l'ajouter à l'eau chaude acidulée par l'acide sulfurique. Cette dernière méthode est celle qui a été employée par Kubel ; mais, tandis que Mounier faisait agir le caméléon sur l'eau acidulée et portée à 90°, Kubel faisait bouillir le liquide pendant cinq minutes.

Schulze, puis Trommsdorff, ont prescrit de faire agir le permanganate sur l'eau rendue alcaline ; l'oxydation des matières organiques est alors beaucoup plus énergique.

Dans le procédé Schulze-Trommsdorff, on ajoute d'abord à un certain volume d'eau (100^{c3}, par exemple) 1/2 centimètre cube d'une solution de soude caustique au 1/3, puis 10^{c3} de liqueur titrée de permanganate de potasse ($0^{g}316$ de ce sel par litre). Après une ébullition de 10 minutes, on laisse refroidir la liqueur aux environs de 60° ; on lui ajoute ensuite 5 centimètres cubes d'une solution d'acide sulfurique concentré au 1/4 et 10^{c3} d'une solution d'acide oxalique $\frac{N}{100} = 0^{g}63$ de cet acide par litre. Nous avons vu que cette quantité d'acide est complètement oxydée par $0^{g}316$ de permanganate, c'est-à-dire que les 10^{c3} de la solution d'acide oxalique devraient être exactement réduits par les 10^{c3} de permanganate, ajoutés à l'eau au début de l'opération ; si donc l'eau ne renfermait pas de matières organiques, le liquide ne contiendrait pas d'acide oxalique en excès ; si, au contraire, comme cela arrive toujours, l'eau essayée a réduit un certain volume de la solution de caméléon, il est clair qu'il reste dans le mélange un volume égal d'acide oxalique.

Pour déterminer ce volume, on ajoute à la liqueur acide, maintenue à 60° environ, la liqueur titrée de caméléon, au moyen d'une burette graduée en 1/10 de centimètres cubes ; le volume de cette liqueur qu'il faut employer avant de produire une légère coloration violette, est donc égal au volume de l'acide oxalique resté indécomposé et, par conséquent, à celui de la solution de permanganate réduit par les matières organiques en solution alcaline.

Nous ne pouvons nous étendre plus longtemps sur le procédé Schulze-Trommsdorff, et nous renvoyons pour de plus amples détails au *Traité d'analyse chimique quantitative de Frésénius*.

Ce procédé est celui que nous employons depuis plusieurs

années dans notre Laboratoire ; nous le préférons à celui qui consiste à ajouter simplement le permanganate à l'eau acidulée (Mounier-Kubel).

Dans le procédé Schulze-Trommsdorff, l'oxydation est profonde, rapide, et le terme de l'opération est saisi avec la plus grande netteté ; dans le second, au contraire, l'oxydation est imparfaite, beaucoup plus lente, et le terme de la réaction difficile à percevoir, parce que la teinte due au permanganate ne disparaît qu'au bout d'un temps plus ou moins long ; il faut attendre quelquefois pendant une heure pour atteindre ce terme. Et cependant, le procédé Mounier-Kubel est celui que l'on emploie presque partout ! (1).

Les deux méthodes donnent des résultats absolument différents ; avec le procédé Schulze-Trommsdorff on obtient toujours des nombres beaucoup plus forts qu'avec le second. Ainsi, l'eau des fontaines de Reims nous a donné, par litre :

MATIÈRES ORGANIQUES
(en acide oxalique)

	SCHULZE-TROMMSDORFF	LIQUEUR ACIDE
8 Juillet 1885.......	0.0040	0.0009
21 Juillet —	0.0069	0.0012

Ce que nous venons de dire montre pourquoi, dans certains laboratoires (1), on admet que toutes les eaux pures et salubres ; contiennent seulement par litre 0g001 de matières organiques, les eaux utilisables 0g003 (les matières organiques étant toujours exprimées en acide oxalique) ; pour nous, les nombreuses déterminations que nous avons faites nous permettent de dire qu'une eau est bonne quand elle ne contient pas plus de 0g0126 de matières organiques (également exprimées en acide oxalique par litre), c'est-à-dire quand elle ne décolore pas plus de 20c3 de la solution de caméléon. La quantité d'oxygène cédé par le permanganate ne doit donc pas dépasser $0{,}00008 \times 20 = 0^{g}0016$.

En résumé, le procédé Schulze-Trommsdorff étant le plus exact et, nous ajouterons, le plus rapide, malgré sa compli-

(1) Au Laboratoire de la Préfecture de police, par exemple.

cation apparente, devrait être préféré au procédé Mounier, plus ou moins modifié.

Nous serions heureux de voir le *Comité consultatif des Laboratoires municipaux* prendre parti dans le débat et émettre un avis auquel sa haute compétence donnerait le plus grand poids (1).

L'Observatoire de Montsouris emploie un procédé qui n'est qu'une complication de celui de Schulze-Trommsdorff sans présenter sur lui aucun avantage. Pour mettre le lecteur à même de juger la question, nous exposerons brièvement le procédé de Montsouris :

On fait bouillir, pendant 10 minutes, 100^{c3} d'eau avec 3^{c3} de solution à 10 0/0 de bicarbonate de soude pur et un volume v (5, 10, ou 15^{c3}) de solution titrée de permanganate; bien entendu ce volume est tel que la couleur rose ne doit pas disparaître ; si elle vire au jaune on doit ajouter une nouvelle quantité de caméléon. On laisse refroidir, on ajoute 2^{c3} d'acide sulfurique pur et 4^{c3} d'une solution acide de sulfate ferreux ammoniacal. Dans la liqueur devenue incolore, on verse avec une burette graduée, la solution de permanganate jusqu'à production d'une teinte rose sensible. Le volume total V du permanganate employé est égal au volume v augmenté de celui u que l'on a versé en dernier lieu ; une partie x de ce volume V a été employée pour oxyder les matières organiques contenues dans 100^{c3} d'eau ; une autre y a servi à oxyder les 4^{c3} de sulfate ferreux. On a donc :

$$(1) \quad V = x + y$$

On recommence l'opération sur un volume double d'eau, en employant le même volume primitif v de caméléon et le même volume de sulfate ferreux, on détermine le nouveau volume u' de permanganate nécessaire à la production de la teinte sensible. Le volume V' de permanganate employé est la somme des volumes v et u'. Ce volume peut s'exprimer comme ci-dessus :

(1) A ce propos, qu'on nous permette d'exprimer le regret qu'il n'existe pas de *Bulletin des Laboratoires municipaux*. Les chimistes de ces laboratoires pourraient y échanger leurs idées, exposer et discuter leurs méthodes analytiques; les falsifications reconnues y seraient signalées et, par suite, seraient plus facilement combattues.

$$(2) \quad V' = 2x + y$$

x étant toujours le volume de permanganate réduit par les matières organiques de 100c3 d'eau et y le volume de ce sel réduit par 4c3 de sulfate ferreux.

En retranchant l'équation (2) de l'équation (1), il vient :

$$V' - V = x.$$

La solution de permanganate employée est telle qu'elle fournit par centimètre cube, 0milligr. 17 d'oxygène; elle a donc une concentration double de celle que nous employons. Son titre doit d'ailleurs être vérifié à l'aide d'une dissolution d'acide oxalique.

Ainsi qu'on le voit, chaque dosage exige deux opérations sur des volumes différents d'eau, ce qui ne dispense pas, bien entendu, des expériences de contrôle ; de plus, ce procédé exige l'emploi d'une dissolution de sulfate ferreux ammoniacal qui se comporte, vis-à-vis du permanganate, comme l'acide oxalique ; il ne dispense pas de l'emploi d'une solution de cet acide, qui est nécessaire pour établir le titre du permanganate. Le procédé de Montsouris est donc plus compliqué que celui de Schulze-Tromsdorff sans présenter sur lui aucun avantage. La comparaison que nous venons de faire le prouve suffisamment ; de plus, ces deux procédés fournissent les mêmes résultats.

Recherche et dosage de l'azote sous ses différentes formes. — Azote organique et ammoniacal. — Ces deux déterminations se font successivement dans la même opération : dans un ballon B (voir fig. 1) en verre de 500c3, nous introduisons 200c3 de l'eau à analyser et quelques décigrammes de carbonate de soude récemment calciné. Le ballon est fermé avec un bon bouchon muni d'un tube recourbé à angle droit qui fait communiquer sa partie supérieure avec un serpentin en verre contenu dans une éprouvette pleine d'eau froide continuellement renouvelée. L'extrémité inférieure du serpentin s'engage dans le col d'un petit ballon (b) jaugé à 50c3. On porte à l'ébullition l'eau du ballon ; elle distille avec l'ammoniaque et se condense dans le matras jaugé ; quand ce dernier est plein jusqu'au trait de jauge, on le remplace par un autre et l'on recueille encore 50c3 de liquide.

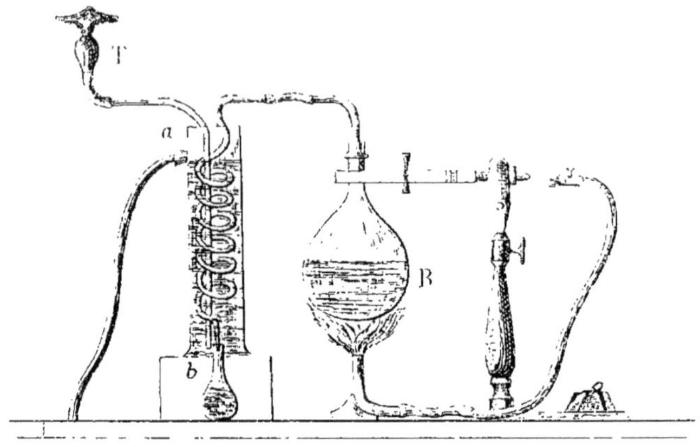

Fig. 1

Chaque portion d'eau distillée obtenue est immédiatement additionnée de 1c3 de *réactif Nessler* (solution alcaline d'iodo-mercurate de potassium) ; si l'eau contient de l'ammoniaque, il se produit une coloration jaune plus ou moins foncée, moins prononcée dans la seconde portion que dans la première. Ces deux portions (1) et (2) renfermant toute l'ammoniaque du liquide primitif, on tire parti de leur coloration pour déterminer la quantité d'alcali qu'il renferme.

Après avoir recueilli 100c3 de liquide distillé, on introduit dans le ballon 25c3 d'une solution alcaline de permanganate de potasse qui décompose les matières organiques et dégage leur azote à l'état d'ammoniaque. On recueille encore dans deux matras jaugés de 50c3, l'eau distillée dont chaque portion (3) et (4) est additionnée, comme ci-dessus, de 1c3 de réactif Nessler. S'il se produit une coloration jaune, c'est que l'eau primitive renfermait des composés organiques azotés ; l'intensité de la coloration va encore nous permettre de déterminer la proportion de ces composés.

Pour doser l'ammoniaque contenue dans chaque matras, on compare la teinte produite par le réactif Nessler à celle qu'un liquide type prend sous l'influence du même réactif. Ce liquide type s'obtient en versant, dans un matras jaugé de 100^{c3}, 5^{c3} d'une solution de chlorhydrate d'ammoniaque renfermant par litre $0^{g}01$ d'ammoniaque Az H^3; on ajoute de l'eau distillée pour obtenir exactement 100^{c3} puis 2^{c3} de réactif Nessler. La solution type ainsi préparée renferme $0^{g}00005$ d'ammoniaque par 100^{c3} et $0^{g}0005$ par litre.

Nous employons le colorimètre de Duboscq (1) pour faire la comparaison des teintes de chacun des liquides (1) (2) (3) et (4) avec celle du type ; on note les hauteurs correspondant à des teintes égales, soient h et h' les hauteurs correspondant la première au type, la seconde au liquide analysé. Il ne faut pas oublier que l'ammoniaque contenue dans chaque matras provient de 250^{c3} d'eau et que cet alcali est maintenant condensé dans 50^{c3} de liqueur ; il faut donc ramener la hauteur h' à ce qu'elle aurait été si l'observation avait pu se faire dans l'eau elle-même. Si l'on avait opéré la distillation de 1000^{c3}, la quantité d'ammoniaque aurait été 4 fois plus grande et la hauteur obtenue 4 fois plus petite, ou $\frac{h'}{4}$; si cette quantité avait été condensée, non pas dans 50^{c3}, mais dans 1000^{c3} de liquide, la hauteur aurait été 20 fois plus grande ou $\frac{20\,h'}{4}=5\,h'$ Écrivons maintenant que les poids d'ammoniaque, contenus dans un litre de l'eau analysée et dans un litre du type, sont en raison inverse des hauteurs ou épaisseurs qu'il faut donner à ces liquides pour obtenir l'égalité de teinte ; soit x le poids d'ammoniaque cherché, on a :

$$\frac{x}{0{,}0005} = \frac{h}{5\,h'} \quad \text{d'où } x = \frac{0{,}0005\,h}{5\,h'} = \frac{0{,}0001\,h}{h'}$$

On n'a ainsi que l'ammoniaque d'un matras ; elle ne représente qu'une partie de celle d'un litre d'eau, puisque, en général, cet alcali se trouve réparti entre les deux matras, qu'il provienne des sels ammoniacaux ou des matières organiques azotées. Il faut donc effectuer le dosage colorimétrique sur le contenu de l'autre matras, à moins que, sa teinte étant très faible, on puisse négliger les traces infinitésimales d'am-

(1) Le mode opératoire que nous donnons ici a été publié par nous dans le *Rapport annuel du Bureau d'Hygiène et de Statistique de la Ville de Reims pour 1884* (1885) et dans l'*Union Médicale du Nord-Est* 1888, page 21.

moniaque qu'elle décèle. Soient x' le poids d'ammoniaque cherché, h'' la hauteur du liquide examiné pour obtenir l'égalité de teinte avec le liquide type dont nous supposerons la hauteur encore égale à h ; on a, comme ci-dessus :

$$\frac{x'}{0,0005} = \frac{h}{5\,h''} \quad \text{d'où } x' = \frac{0,0001\ h}{h''}$$

L'eau analysée renferme donc, par litre, une quantité d'ammoniaque égale à :

$$x + x' = X = \frac{0,0001\ h}{h'} + \frac{0,0001\ h}{h''}$$

$$(1) \qquad X = 0,0001\ h \left(\frac{1}{h'} + \frac{1}{h''}\right)$$

On peut opérer sur tout autre volume V d'eau que 250^{c3} et employer un liquide type de concentration différente. Si l'on emploie plus de 250^{c3} d'eau, il peut arriver que 100^{c3} d'eau distillée ne suffisent plus pour condenser toute l'ammoniaque ; dans ce cas, il faut en recueillir une troisième portion de 50^{c3}. La formule générale suivante répond à tous les cas :

$$(2) \qquad X = p \times \frac{h\ v}{V} \left(\frac{1}{h'} + \frac{1}{h''} + \frac{1}{h'''}\right)$$

X étant le poids de l'ammoniaque contenue dans 1 litre de l'eau examinée.
p — — — — du type.
v — le volume de chaque portion de liquide distillé recueilli.
h — la hauteur qui correspond au type.
h', h'', h''' les hauteurs des colonnes liquides sous lesquelles les fractions d'eau distillée, additionnées de réactif Nessler, ont la même teinte que le type.

Si l'on veut exprimer le résultat en azote, il faut multiplier X par le coefficient $\frac{14}{17} = 0,823$.

On trouve le poids des matières organiques azotées, correspondant à celui de l'azote qu'elles ont fourni, en multipliant ce dernier nombre par le coefficient 6,4.

Exemples. — 1° *Dosage de l'ammoniaque dans une eau, sur* 250^{cc}.

Soient $h = 20$.
$h' = 6$.
$h'' = 14$.

En remplaçant les lettres par leur valeur, dans l'équation (1), il vient :

$$X = 0,0001 \times 20 \left(\frac{1}{6} + \frac{1}{14}\right)$$

$X = 0^{g}00047$. Az H^3 ou $0^{g}00039$ Az.

2° *Dosage de l'ammoniaque provenant des matières protéiques de l'eau précédente, sur* 250^{cc}.

Soient $h = 20$.
$h' = 2$.
$h'' = 16$.

On a :

$$X = 0,0001 \times 20 \left(\frac{1}{2} + \frac{1}{16}\right)$$

$X = 0^{g}001125$ Az H^3 ou $0^{g}00092$ Az ; ce poids d'azote provient de $0^{g}.0592$ de matières organiques azotées.

Le procédé de dosage colorimétrique de l'ammoniaque, tel que nous l'avons régularisé, est d'une exécution rapide et facile ; le procédé original de Nessler consiste à préparer des liquides types de concentration différente jusqu'à ce que l'on en obtienne un de même teinte que le liquide à analyser et possédant par conséquent, la même richesse en ammoniaque. La comparaison se fait directement, sans instruments ; les liquides doivent être introduits dans des éprouvettes jaugées, faites avec le même verre, de forme et de volumes identiques, placées sur un fond blanc. Il semble, au premier abord, qu'il serait plus simple, d'ajouter peu à peu, à un certain volume d'eau distillée placée dans un tube et additionnée de réactif Nessler, la solution titrée d'ammoniaque jusqu'à ce que la coloration soit identique à celle produite, par le même réactif, dans la solution ammoniacale analysée, renfermée dans un tube semblable. Un calcul fort simple ferait connaître le poids d'ammoniaque contenu dans cette solution ; mais il est impossible d'opérer ainsi parce que l'addition du sel ammoniac au liquide type, préalablement additionné de réactif Nessler, produit souvent des troubles qui rendent impossible la comparaison des teintes des dissolutions. Il faut donc, si l'on n'emploie pas le colorimètre, opérer par tâtonnement, ce qui n'est ni expéditif ni très exact. Le procédé modifié dans le sens que nous avons indiqué, est beaucoup plus pratique et bien plus sensible. Cependant, la méthode colorimétrique, tout en décélant des traces d'ammoniaque, ne fournit pas toujours des dosages très exacts quand l'eau ne renferme que des traces d'ammoniaque. Mais ces dosages, dans ce cas, importent peu, car, ainsi que nous allons le voir, il s'agit principalement de savoir si la quantité de cette base, contenue dans 1000^{c3} d'eau, est supérieure ou inférieure à une certaine limite.

A défaut de colorimètre, on peut néanmoins savoir si une eau contient trop d'ammoniaque et de matières organiques azotées pour être employée comme boisson. On peut opérer suivant le procédé Nessler ; mais, si l'on ne tient pas à connaître exactement la teneur de l'eau en ammoniaque, il est préférable d'employer la méthode que nous allons indiquer.

Le Laboratoire municipal de Paris admet qu'une bonne eau ne doit pas renfermer plus de 0^{g}001 d'ammoniaque par litre ; cette quantité est trop élevée ; l'eau des fontaines de Reims en renferme beaucoup moins, ainsi qu'on le verra plus loin.

Du reste, les eaux de bonne qualité que nous avons analysées ne nous ont jamais fourni plus de 0^{g}0005 d'ammoniaque totale, ce qui équivaut à 0^{g}00041 d'azote. D'après cela, il suffit, pour accepter ou refuser une eau, de rechercher si la quantité d'ammoniaque *totale* qu'elle fournit est inférieure ou supérieure à 0^{g}0005 par litre. Or, une eau qui renferme cette quantité d'ammoniaque, en fournit, par 250 cent. cubes, $\frac{0g\,0005}{4} = 0_g000125$ répartie, d'après le volume de liquide distillé que nous recueillons, (dans ce cas, nous ne séparons pas les produits de la distillation par fractions successives et nous introduisons dans le ballon, au début de l'opération, le permanganate de potasse) dans 200^{c3} d'eau. On ramène ce volume à 250^{c3} en lui ajoutant de l'eau distillée exempte d'ammoniaque ; on ajoute 5^{c3} de réactif Nessler et l'on compare la teinte produite à celle que le même réactif détermine dans un liquide type renfermant exactement 0$_g$000125 d'alcali volatil par 250^{c3}, soit 0^{g}00005 par litre. Si la première est moins prononcée que la seconde, l'eau peut être admise ; si la teinte prise par l'eau distillée est plus intense que celle du type, l'eau doit être rejetée. Le liquide type est le même que celui qui nous a servi dans nos précédents essais colorimétriques ; en effet, on sait que ce type renferme précisément 0g0005 d'ammoniaque par litre, soit 0g000125 pour 250c3. Or, comme ce type est additionné, par 100c3, de 2c3 de réactif Nessler, cela fait 5c3 pour 250c3 ; c'est ce volume de réactif que nous avons ajouté aux 250c3 du liquide distillé.

Il est encore une circonstance que nous devons indiquer ; si l'on veut simplement doser l'ammoniaque contenue dans une eau et si cette eau est limpide, on peut opérer directement sur elle, après en avoir toutefois éliminer la chaux. Pour cela, on verse dans une fiole 300c3 d'eau environ et on lui ajoute 2c3 d'une solution de carbonate de soude cristallisé à 1/3 et 1c3 d'une solution d'hydrate de soude également à 1/3. On ferme le flacon, on agite vivement et on laisse déposer. Quand le liquide est éclairci, on le décante ou mieux on le filtre sur un papier Berzélius lavé ; on en prend 100c3 que l'on additionne de 2c3 de réactif Nessler et l'on compare la teinte produite à celle du liquide type.

Soient h la hauteur correspondant au liquide type, h' celle qui correspond à l'eau distillée et X la quantité d'ammoniaque contenus dans 1000c3 d'eau distillée ; on a :

$$\frac{X}{0{,}0005} = \frac{h}{h'} \text{ d'où } X = \frac{0{,}0005 \times h}{h'}$$

Ce procédé est évidemment moins sensible que celui qui consiste à isoler l'ammoniaque dans un petit volume d'eau distillée. L'eau des fontaines de Reims, essayée ainsi, ne donne, le plus souvent, aucune coloration.

Observation. — La comparaison des teintes au colorimètre, se fait, avec interposition de verres blancs dépolis.

Si, à une solution de 1 centième de milligramme d'ammoniaque dans 50c3 d'eau distillée, on ajoute 2c3 de réactif Nessler, il se produit une teinte jaune très faible mais cependant sensible ; avec 50c3 d'eau renfermant 5 centièmes de milligramme d'ammoniaque, la coloration est d'un jaune manifeste.

Avec les eaux chargées d'ammoniaque ou de matières organiques azotées, on obtient des eaux distillées qui précipitent au lieu de se colorer simplement par l'addition du réactif. Dans ce cas, il faut étendre d'eau distillée le liquide à examiner et le ramener, par le calcul, après l'observation, au volume primitif.

Pour que le dosage colorimétrique réussisse, il faut qu'il n'y ait pas plus de 5 centièmes de milligramme d'ammoniaque pour 50^{c3} de liquide.

La coloration des liqueurs étant influencées par la température, on doit avoir la précaution de les observer dans des conditions identiques ; autant que possible, la température ne doit pas dépasser 15 à 16°.

Voici maintenant la composition des réactifs que nous avons signalés :

Réactif Nessler

Iodure de potassium	35 grammes.
Chlorure mercurique..........	13 —

On fait dissoudre les sels à l'ébullition, dans 800^{c3} d'eau ; on verse goutte à goutte dans cette liqueur une solution saturée à froid de chlorure mercurique jusqu'à production d'un précipité persistant ; on ajoute ensuite 120 grammes de soude caustique ou 160 gr. de potasse caustique. Après dissolution, on complète le volume de la liqueur à 1000^{c3} avec de l'eau distillée et on ajoute encore quelques gouttes de la solution saturée de sublimé; on laisse déposer. La liqueur éclaircie est conservée dans des flacons bien bouchés.

Solutions de chlorhydrate d'ammoniaque

N° I. — Chlorhydrate d'ammoniaque.............. 3^{g} 15

On dissout dans l'eau distillée pour faire 1000^{c3}.

1^{c3} de cette liqueur renferme $0_{g}001$ d'ammoniaque.

N° II. — 10^{c3} de la solution précédente sont versés dans de l'eau distillée ; on complète le volume à 1000^{c3}.

1^{c3} de cette solution renferme $0_{g}00001$ d'ammoniaque.

Solution alcaline de permanganate de potasse

Potasse caustique.............	200 grammes.
Permanganate de potasse.......	8 —
Eau	1000^{c3}.

Après dissolution, on fait bouillir pendant 1/4 d'heure pour chasser toute trace d'ammoniaque. On verse dans un matras jaugé d'un litre et, après refroidissement, on complète les 1000^{c3} avec de l'eau exempte d'ammoniaque.

Comme le procédé est extrêmement sensible, il faut que les vases employés ne contiennent pas de poussière, celle des laboratoires étant ordinairement ammoniacale ; il faut donc les laver, avant de s'en servir, avec de l'eau distillée exempte de cet alcali, ce que l'on doit vérifier avec le réactif.

Azote nitrique. — Il existe un grand nombre de procédés pour doser l'acide nitrique dans les eaux ; nous allons examiner rapidement ceux qui sont le plus souvent conseillés.

Procédés reposant sur la décoloration de l'acide sulfindigotique par l'acide nitrique. (Boussingault). — On prépare une solution très diluée d'acide sulfindigotique et on détermine le volume qui est décoloré, à la température de l'ébullition, par un volume connu d'une solution, à un titre très faible, d'azotate de potasse.

La liqueur bleue se prépare en versant, dans 100^{c3} d'eau distillée, quelques gouttes (20 par exemple) d'une solution sulfurique d'indigo (indigotine pure 5 gr. ; acide sulfurique de Nordhausen 50 ou 60^{c3}.).

La liqueur titrée d'azotate de potasse contient 0g001 de ce sel par 2^{c3} ; ce titre peut évidemment varier, comme la concentration de la liqueur bleue, selon la richesse des eaux en acide nitrique.

Pour titrer la solution d'acide sulfindigotique, on introduit 2^{c3} de la liqueur titrée d'azotate de potasse dans un tube à essai, avec 1/2 cent. cube d'acide chlorhydrique pur. On porte le mélange à l'ébullition et on y verse goutte à goutte, avec une burette graduée, la solution d'acide sulfindigotique tant que la coloration bleue disparaît ; on s'arrête au moment où la liqueur bouillante présente une teinte verte-chrome persistante, indice d'une décoloration qui n'est plus que partielle. Le volume de la liqueur bleue, employée pour produire ce résultat, correspond à 0^{g}001 d'azotate de potasse.

En répétant l'expérience sur une eau pluviale ou tellurique, le volume de la liqueur bleue, nécessaire à l'apparition de la coloration verte persistante, donne le poids d'azotate de potasse correspondant à l'acide azotique qu'elle contient et, par suite, celui de cet acide.

Lorsque l'eau soumise à l'essai contient des matières organiques, il faut les éliminer ; sans cette précaution, l'eau régale provenant de l'action de l'acide chlorhydrique sur les nitrates brûlerait ces matières avant de décolorer l'indigo. Pour atteindre ce but, on distille une petite quantité de cette eau avec de l'acide sulfurique et du bichromate de potasse ou du bioxyde de manganèse bien lavé (1g d'acide sulfurique et 1g de bioxyde de manganèse). L'opération se fait dans une petite cornue pourvue d'une tubulure bouchée à l'émeri et à moitié remplie de fragments de verre ; son col plonge dans un récipient. On chauffe avec précaution, pour éviter les soubresauts, jusqu'à ce que les vapeurs blanches d'acide sulfurique apparaissent. On laisse refroidir la cornue et on y introduit 2c3 d'eau pure ; on distille et on reçoit le liquide dans le récipient où s'est condensé l'acide azotique ; on recommence une seconde fois ce lavage par distillation. Le produit distillé, rendu légèrement alcalin par un peu de potasse caustique, est ramené au volume primitif de l'eau soumise à l'essai et on y dose l'acide azotique.

Procédé basé sur la transformation en ammoniaque, par l'hydrogène naissant de l'azote nitrique et de l'azote nitreux. — L'eau, rendue alcaline par un peu de potasse, est réduite au tiers de son volume par évaporation. On entoure de glace l'eau contenant l'eau concentrée dans laquelle on dissout 5gr de potasse caustique pure, exempte surtout de nitrate ; on ajoute ensuite 2gr de copeaux d'aluminium. L'azote nitrique et l'azote nitreux sont ainsi transformés en ammoniaque ; au bout de 24 heures, on distille la liqueur en ayant soin de faire communiquer la cornue avec le récipient, par un long et large tube rempli de fragments de verre ; cette disposition a pour but d'éviter les projections de potasse caustique dans le liquide distillé. Dans ce liquide, on dose l'ammoniaque dont le poids permet de calculer l'acide nitrique correspondant.

Procédé basé sur l'oxydation du sulfate ferreux par l'acide azotique dont la proportion se déduit de celle du sel ferrique formé. — Ce procédé, dont le principe est dû à Pelouze, est suivi à l'Observatoire de Montsouris.

On évapore 200c3 d'eau additionnée de 1c3 de potasse à 1/10, jusqu'à ce qu'elle soit réduite au 1/20 de son volume. On la débarrasse alors des matières organiques par le moyen que nous avons fait connaître en parlant du procédé Boussingault. A Montsouris, on remplace le bioxyde de manganèse par le permanganate de potasse.

L'eau acide distillée est introduite dans une cornue avec un volume connu de sulfate ferreux-ammoniacal et 10c3 d'un mélange de quatre parties d'acide chlorhydrique pur, de deux parties d'acide sulfurique et de quatre parties d'eau distillée. On chauffe à l'ébullition dans un courant d'acide carbonique, sans s'occuper des produits de la distillation ; il se produit une quantité de sulfate ferrique proportionnelle à celle de l'acide azotique. Connaissant les volumes d'une solution titrée de permanganate de potasse nécessaires à l'oxydation du sulfate ferreux employé, avant et après l'action de l'acide azotique, la différence des deux volumes donne le poids du sel ferrique et, par suite, celui de l'acide nitrique.

Nous avons tenu à résumer les trois procédés les plus suivis pour doser l'acide azotique dans les eaux, afin de montrer leurs inconvénients. Le premier n'est pas très certain ; le terme de l'opération n'est pas toujours facile à saisir ; quant aux deux derniers, ils sont longs et compliqués ; certes, leur exactitude n'est pas contestable, mais ils demandent une main exercée. Pour ces raisons, sans doute, dans beaucoup de laboratoires, le dosage de l'acide nitrique dans les eaux se fait rarement ou même ne se fait pas du tout ; cependant, comme nous y attachons une grande importance, nous avons imaginé, avec la collaboration de notre collègue et ami, M. le professeur A. Grandval, un procédé à la fois facile et expéditif, nous permettant de doser l'acide nitrique dans les nombreux échantillons d'eau déposés au Laboratoire municipal de Reims. Ce procédé a été présenté à l'Académie des sciences, dans sa séance du 6 juillet 1885.

Procédé Grandval et Lajoux. — Notre procédé nous rend depuis quatre ans des services tels que nous ne pouvons hésiter à le recommander à l'attention des chimistes ; selon nous, c'est de tous les procédés imaginés pour rechercher et titrer de petites quantités d'acide nitrique, le plus sensible et le plus exact. Il réussit même en présence des chlorures ; toutefois, si leur proportion est un peu considérable, on doit éliminer préalablement l'acide chlorhydrique au moyen de l'oxyde d'argent hydraté (1).

Ce procédé (2) repose sur la transformation du phénol en acide picrique par l'action de l'acide nitrique et sur l'intensité de coloration que possède le picrate d'ammoniaque.

Nous ne reproduirons pas ici les nombreuses expériences que nous avons faites pour établir la sensibilité de la méthode que nous préconisons ; elle permet de doser de très faibles quantités d'acide nitrique avec une approximation telle que l'on peut compter *au moins* sur la cinquième décimale. Nous nous bornerons à indiquer son application spéciale à l'analyse des eaux de source et de rivière, telle que nous la pratiquons aujourd'hui au Laboratoire municipal de Reims.

Pour effectuer le dosage d'un nitrate en dissolution, on forme avec lui du picrate d'ammoniaque et l'on compare, à l'aide du colorimètre de Duboscq, la teinte obtenue à celle d'une solution titrée de ce sel (*liqueur type*).

Le procédé nécessite l'emploi d'une *solution sulfophénique* et d'une *solution titrée de nitrate de potasse.*

Réactif sulfophénique

Phénol pur........................	3 grammes
Acide sulfurique monohydraté	37 —
	40 grammes

La *solution titrée de nitrate de potasse* A renferme, par litre, 0g936 de sel, quantité qui correspond à 0g50 d'acide

(1) Si la quantité de chlorure est faible, on peut se borner à faire bouillir l'eau avec un peu de carbonate d'ammoniaque.

(2) Voir : *Nouveau procédé pour la recherche et le dosage rapide de faibles quantités d'acide nitrique dans l'air, l'eau et le sol*, etc. In. *Comptes rendus de l'Académie des Sciences* 1885, tome CI, page 62. Voir aussi : *Rapport annuel du Bureau d'Hygiène de Reims 1884 ; l'Union médicale du Nord-Est, 1885.*

nitrique AzO^5 ou à 0g129 d'azote. Cette solution permet d'obtenir les liqueurs types ; celle qui suffit presque toujours, dans l'analyse des eaux, se prépare ainsi :

Liqueur type de picrate d'ammoniaque.

On prend 10c3 de la solution titrée de nitrate de potasse ; on les évapore à sec, au bain-marie, dans une petite capsule de porcelaine. Après complet refroidissement, on ajoute au résidu un excès de réactif sulfophénique (10 gouttes), en ayant soin de le promener, à l'aide d'un agitateur, sur toute la paroi de la capsule, de façon qu'aucune parcelle du résidu n'échappe à la réaction. On ajoute ensuite quelques centimètres cubes d'eau distillée, puis un excès d'ammoniaque qui développe une belle coloration jaune. On fait avec cette solution 1000c3 de liqueur.

D'après son mode de préparation, ce volume de liqueur type correspond à 0g005 d'acide azotique $Az\ O^5$.

Pour rechercher et doser l'acide azotique dans une eau, nous en prenons 10c3 (1) que nous évaporons au bain-marie et nous traitons le résidu par 10 gouttes de solution sulfophénique, l'eau et l'ammoniaque, absolument comme nous l'avons fait ci-dessus. La coloration jaune de la liqueur est la preuve de l'existence de composés nitriques. La solution de picrate d'ammoniaque, ainsi obtenue, est étendue pour en faire un volume déterminé, généralement 50c3. Si on juge que la solution sous ce volume serait trop peu colorée, on l'amène seulement à 25c3; si, au contraire, on pense qu'elle le serait trop, on en fait 100 ou 200c3.

Il ne reste plus qu'à comparer la coloration de cette solution à celle du liquide type ; la comparaison se fait au colorimètre avec interposition de verres bleus.

Soient H et H' les hauteurs des colonnes liquides correspondant : la première à l'eau examinée, la seconde au liquide type ; soit encore X le poids d'acide nitrique contenu dans un litre de l'eau examinée, celui que représente le type étant

(1) Si l'eau est riche en acide nitrique, il faut en prendre moins, sinon, au moment où l'on fait agir le réactif sur le résidu de l'évaporation, il pourrait se produire un dégagement de vapeurs nitreuses, ce qui occasionnerait des pertes.

$p = 0^{g}005$. On a, si 50^{c3} est le volume de la solution de picrate d'ammoniaque provenant de 10^{c3} d'eau :

$$\frac{X}{0{,}005} = \frac{5\,H'}{H} \quad X = 0{,}005 \times \frac{5\,H'}{H} = 0{,}025 \times \frac{H'}{H}$$

Si le volume de la solution, au lieu d'être 50^{c3}, était 100^{c3}, on aurait $X = 0{,}005 \times \frac{10\,H'}{H}$

Si ce volume était 200^{c3}, on aurait $X = 0{,}005 \times \frac{20\,H'}{H}$

Au lieu de faire varier le volume de la solution de picrate obtenue avec 10^{c3} de l'eau à analyser, on peut, si cette eau est très pauvre, en prendre 20^{c3}, 30^{c3}, etc. La formule suivante répond à tous les cas ; elle permet de calculer le poids X d'acide nitrique contenu dans 1000^{c3} d'eau, en opérant sur un volume v de cette eau (10, 20, 30^{c3}) et faisant avec le résidu traité par le réactif sulfophénique et l'ammoniaque un volume V quelconque ; soient toujours H la hauteur correspondant à l'eau examinée et H' celle correspondant au type, on a :

$$X = p\ \frac{h'\ V}{h\ v}$$

p étant le poids d'acide nitrique représenté par $1^{l.}$ du liquide type.

Pour convertir l'acide nitrique en azote, il faut multiplier X par $\frac{14}{54} = \frac{7}{27} = 0{,}0259$.

Notre procédé, joint à l'exactitude et à la sensibilité, a le mérite d'être très expéditif ; en conduisant plusieurs essais à la fois, on peut faire cinq à six dosages en une heure environ.

A défaut de colorimètre, on peut procéder par tâtonnnement ; pour cela, les deux liquides à comparer étant placés dans des tubes semblables et sous le même volume, on étend d'eau le plus coloré jusqu'à ce que les deux teintes soient sensiblement les mêmes. Un calcul fort simple, basé sur les volumes relatifs des liqueurs, fera connaître le poids de l'acide nitrique cherché.

On peut se borner à rechercher si la proportion de cet acide contenu dans une eau est supérieure ou inférieure à une certaine limite ; cette détermination si importante, négligée presque toujours à cause des difficultés qu'elle présente, est d'une extrême simplicité par notre procédé.

Comme nous l'avons fait pour l'ammoniaque, on comparera la teinte obtenue en opérant sur 10^{c3} d'eau à celle d'un type β. Pour obtenir ce type β, on commencera par faire une solution B de nitrate de potasse renfermant par litre la quantité limite d'acide nitrique, 0g02 par exemple. A cet effet, on prendr 20^{c3} de la solution A du même sel et on les diluera dans l'eau de manière à obtenir un litre. On évaporera à sec 10^{c3} de cette solution, on convertira le résidu en picrate d'ammoniaque et on fera 50^{c3} de solution jaune ; le type β, d'après son mode de préparation, correspond à la proportion limite d'acide nitrique de 10^{c3} d'eau diluée dans un volume 50^{c3}. On pourra faire un second type dont la dilution sera moitié moindre, un troisième, un quatrième, où elle sera double, triple. Ces liquides types seront conservés dans des tubes bien calibrés portant un trait de jauge et exactement fermés ; ils se conservent fort bien. On peut distinguer ainsi ces types β_1, β_2, β_3, pour désigner les volumes 100, 200, 300, auxquels on a amené la solution jaune; on notera ainsi les volumes 50 et 25 : $\beta_{1/2}$, $\beta_{1/4}$.

Le liquide soumis à l'analyse (obtenu avec 10^{c3} d'eau et le picrate formé dissous dans 25, 50, 100^{c3} d'eau), sera comparé au type de même dilution ; il faut, bien entendu, que la comparaison se fasse sous le même volume, dans un tube exactement semblable à celui qui contient le type. Suivant que la teinte du premier sera inférieure ou supérieure à celle du second, l'eau sera acceptable ou inacceptable. Grâce aux dilutions différentes du type, dilutions que l'on peut multiplier, on voit qu'il est possible de se rendre approximativement compte de la teneur d'une eau en acide nitrique.

Les *eaux* de beaucoup de *sources* ne contiennent pas ou ne contiennent que des traces d'acide nitrique ; telles sont les eaux de plusieurs fontaines de Chigny, de Vrigny et de beaucoup d'autres de la Montagne de Reims. Cette absence d'acide nitrique s'explique par ce fait que les nappes souterraines de ces sources ont été examinées près de leur origine, au-dessus des lieux habités.

Si, maintenant, nous considérons des nappes d'une grande étendue ayant, non pas une origine commune mais, au contraire, des sources multiples, nous trouverons que ces eaux contiennent, en général, des quantités plus ou moins considérables d'acide nitrique.

Tel est le cas de la *Vanne* qui prend naissance à 14 kilom. à l'ouest de Troyes, dans le massif crayeux compris entre la haute Seine et l'Yonne où elle se jette près de Sens, après un cours d'une soixantaine de kilomètres. Elle reçoit, sur son parcours, l'eau de plusieurs sources disséminées sur plus de 20 kilom.; la surface de son bassin est de 965 kilom., dont 665 sont occupés par la craie blanche et 300 par le limon rouge des plateaux (1). L'eau de la Vanne est conduite à Paris (Montrouge) par un aqueduc.

La *Dhuis* n'a qu'une source située sur le territoire de Pargny (Aisne); elle jaillit des terrains tertiaires lacustres situés au-dessus des marnes vertes de Montmartre qui s'étendent sur toute la surface de la Brie (2). Elle fait partie du bassin du Surmelin qui se jette dans la Marne, rive gauche, près de Mézy. L'eau de la Dhuis est conduite à Paris (Ménilmontant) par un aqueduc qui débite 30.000^{m3} par 24 heures ; or, comme le débit de la Dhuis n'est que de 26.000^{m3}, le reste du volume, 16.000^{m3}, est formé par plusieurs sources du bassin du Surmelin. Nous nous trouvons donc ici encore en présence d'une eau ayant de multiples origines.

La nappe d'eau qui alimente les fontaines de Reims a aussi des origines diverses ; elle est certainement formée, en partie, par plusieurs sources qui arrivent de la Montagne mais, comme nous le montrerons bientôt, les infiltrations latérales de la Vesle contribuent, pour la plus grande part, à sa formation. Cette dernière origine n'a, d'ailleurs, aucun inconvénient car la rivière, en amont de la ville, là précisément où est effectué le captage de la nappe souterraine, est d'une grande pureté.

Les eaux de la Vanne, de la Dhuys et des fontaines de Reims renferment de notables proportions d'acide nitrique, comme on va le voir bientôt.

La présence de l'acide nitrique dans ces eaux de source pro-

(1) et (2) Les *Sources*, par M** Stanislas Meunier. *(Bibliothèque des merveilles*, Paris, 1886).

vient de leur mélange avec les eaux plus superficielles qui, filtrant à travers un terrain dont la surface est cultivée ou recouverte de prairies naturelles, se chargent de nitrates et de principes organiques azotés. Dans une série d'analyses, des eaux provenant de forages pratiqués en différents points de la nappe souterraine qui alimente Reims, nous avons eu l'occasion de mettre en évidence cette origine. En effet, cette nappe se trouve dans une couche de sable silico-calcaire(1) reposant sur le banc de craie qui forme les assises du terrain champenois et est recouverte de terre végétale d'une épaisseur variable. Cette terre est en partie cultivée, en partie occupée par des prés-marais ; en d'autres points elle est en friche. En certains endroits, la couche de terre est séparée du terrain aquifère par une couche d'argile. Or, si l'on pratique des forages dans ces endroits, l'eau qu'on y puise ne renferme pas de nitrates ou n'en renferme que fort peu, l'argile étant imperméable à l'eau qui imprègne le terrain superficiel. Au contraire, aux endroits où l'argile fait défaut, l'eau est toujours plus ou moins chargée d'acide nitrique. La présence d'une notable quantité de ce principe dans l'eau de source est donc la preuve de son mélange avec les eaux qui ont lessivé le sol ; telle est la conclusion que nous devons tirer de nos expériences. Or, si le terrain reçoit en quelque endroit des fumiers, la présence de microbes pathogènes est à redouter à un moment ou à un autre ; *il faudra donc, autant que possible, bannir les cultures des terrains recouvrant les nappes aquifères captées surtout quand ces dernières ne sont pas recouvertes d'une couche argileuse imperméable.*

L'analyse microbiologique, comme le dosage de l'acide nitrique, prouve la souillure des eaux de sources par l'eau de pluie chargée des produits du lessivage de l'humus. En effet, M. le Dr Miquel a trouvé que la richesse en bactéries des eaux de sources distribuées à Paris est des plus variables ; ainsi, l'eau de la Vanne accuse, en 1887, des teneurs en microbes variant de 22 à 1520 bactéries par centimètre cube.

(1) Voir le *Plan des terrains environnant les bassins actuel et futur des sources*, à la fin de ce travail.

En 1888, après les crues de mars et d'avril, le chiffre des bactéries a atteint 15,000 (1).

L'eau de de la Dhuis donne lieu à des remarques analogues; elle subit même habituellement des variations plus considérables que l'eau de la Vanne. Pour ces deux sources, les plus fortes quantités se trouvent en hiver, alors que les pluies sont abondantes.

Mais ces microbes sont-ils nuisibles? C'est ce que l'on ne sait guère ; aussi répéterons-nous encore une fois ce que nous avons dit plus haut : Dans l'état actuel de la science, la numération des microbes ne présente aucun avantage sur une analyse chimique bien comprise.

La moyenne de 41 dosages d'acide nitrique dans l'eau des fontaines de Reims, dosages effectués pendant les années 1885, 1886 et 1887, a été de 0g01202 par litre ; comme la proportion de cet acide subit dans le courant de l'année des variations notables, afin d'avoir une moyenne plus rapprochée de la vérité, nous avons examiné l'eau de Reims, chaque semaine, pendant tout le courant de l'année 1888 ; nous avons ainsi fait 49 dosages dont la moyenne est de 0g01124, quantité correspondant à 0g00291 d'azote.

Les eaux de la Vanne et de la Dhuis contiennent aussi de notables quantités d'acide nitrique. En 1885, de février à octobre, M. Alb. Lévy y a dosé :

	Azote nitrique		Az O5
	par litre, moyenne		
Vanne	0g0014	soit	0g00540
Dhuis	0g0016	—	0g00617

La moyenne des dosages exécutés, chaque semaine, pendant toute l'année 1888, a été :

	Azote nitrique		Az O5
	par litre, moyenne		
Vanne (bassin de Montsouris)	0g0021	soit	0g00809
Vanne (fontaines Wallace, Ecoles communales)	0g0021	—	0g00809
Dhuis (bassin de Ménilmontant)	0g0023	—	0g00885
Dhuis (fontaines Wallace, Ecoles communales)	0g0022	—	0g00848

(1) *Annuaire de l'Observatoire de Montsouris pour 1888.* Dr Miquel, *Résultats statistiques de l'analyse micrographique des eaux de Paris.*

Ces moyennes sont les mêmes que celles obtenues, en 1887, dans les mêmes conditions.

M. le Dr Henrot nous a fait remettre des échantillons de ces eaux puisées à diverses époques de l'année 1887. Nous y avons dosé l'acide nitrique par notre procédé.

	Azote nitrique par litre		Az O5
Vanne (30 août)...............	0g00162	soit	0g00625
id. (Réservoir de Montrouge) (20 nov.)..	0g00231	—	0g00892
id. (à 6 kilom. des Réservoirs) id. ..	0g00183	—	0g00710
Dhuis (30 août)................	0g00159	—	0g00612
id. (Réservoirs de Ménilmontant) (5 déc.).	0g00223	—	0g00862
id. (à 2 kilom. des Réservoirs) id....	0g00190	—	0g00735

Les *eaux de rivière* renferment toujours de l'acide nitrique ; voici un tableau donnant la moyenne des quantités reconnues dans les eaux de cette espèce alimentant Paris, d'après l'*Annuaire de Montsouris pour 1889*.

	Azote nitrique moyenne, par litre		Az O5
Marne (Saint-Maur)............	0g0017	soit	0g00655
Seine (Ivry)....................	0g0019	—	0g00732
id. (Austerlitz)..............	0g0020	—	0g00771
id. (Chaillot)................	0g0017	—	0g00655
Ourcq (bassin circulaire de la Villette)......	0g0019	—	0g00732

Nous avons aussi dosé l'acide nitrique dans l'eau de la Vesle et celle de l'Ourcq (1888) :

	Azote nitrique par litre		Az O5
Ourcq (30 août)...............	0g00162	soit	0g00626
id. (à 2 kilom de Paris) (29 novembre)..	0g00135	—	0g00520
id. (Aqueduc de distribution) id. ..	0g00166	—	0g00641
Vesle (amont de Reims)........	0g00147	—	0g00568

Les eaux de puits sont comme les eaux de sources ; à la campagne, loin des habitations nombreuses, on trouve souvent des eaux très pures, à peu près exemptes de matières azotées. Dans les villages, les puits sont fréquemment souillés par des infiltrations de toutes espèces ; dans les villes, presque tous les puits sont dans ce cas.

Voici des dosages d'acide nitrique faits dans quelques eaux de puits contaminées de Reims :

	Az O5		CaO, AzO5
Avenue de Laon.............	0g12340	soit	0g18732
Rue Clicquot-Blervache........	0g20000	—	0g30360
Impasse Wattebault...........	0g28570	—	0g43369
Rue de Thillois...............	0g32050	—	0g48651

Le degré hydrotimétrique de ces eaux qui, à l'état normal est à peu près le même que celui des fontaines (21°3) était en rapport avec leur richesse en nitrate de chaux ; ainsi l'eau du puits de la rue de Thillois marquait 80°.

Lorsque l'acide nitrique du sol provient de la nitrification naturelle qui s'accomplit dans un terrain gazonné, sa présence ne semble avoir aucun inconvénient. Toutefois, nous pensons qu'une eau potable ne doit jamais renfermer plus de 0g012 à 0g015 d'acide nitrique par litre et qu'on doit rejeter les eaux qui en contiennent plus de 0g02.

Azote nitreux. — Pour rechercher et doser les nitrites, il existe un grand nombre de procédés ; le plus employé est celui de MM. Tiemann et Preusse. Il nécessite l'emploi : 1° d'une solution de métaphénylène-diamine ; 2° d'une solution titrée de nitrite de potasse ou de soude ; 3° d'acide sulfurique pur étendu de deux fois son volume d'eau.

La solution de métaphénylène-diamine s'obtient en dissolvant 1 gramme du chlorhydrate de cette base dans 100c3 d'eau ; on la décolore au noir et on la conserve dans l'obscurité.

La liqueur titrée d'azotite de soude se prépare en dissolvant 0g406 d'azotite d'argent pur dans l'eau distillée bouillante ; on précipite la dissolution obtenue par la quantité équivalente de chlorure de sodium pur. On dilue à un litre, on laisse déposer le chlorure d'argent et on décante ; 1c3 de cette liqueur contient 0g0001 d'acide azoteux AzO^3.

Pour rechercher l'acide azoteux dans une eau, en en prend 100c3 ; on lui ajoute 1c3 de solution de métaphénylène-diamine et 1c3 d'acide sulfurique étendu. Si l'eau contient un nitrite, il se produit, suivant ses proportions, une coloration variant du jaune au rouge due à la formation du triamido-azobenzol ou brun de phénylène. Pour doser l'acide nitreux, on compare la coloration prise par l'eau à celle que communique 1c3 de la solution de métaphénylène-diamine à un volume connu de la liqueur titrée d'azotite de soude, additionnée de 1^{c3} d'acide sulfurique étendu et diluée à 100^{c3}. Suivant la teinte prise par l'eau, on opérera sur des volumes de liqueur titrée variant de 1 à 10^{c3} ; la comparaison des teintes se fait au colorimètre au bout de 20 minutes ; si l'eau prenait immédiatement une coloration rouge, et non jaune ou orange, on l'étendrait de 2, 3 ou 4 fois son volume d'eau distillée.

Les procédés de dosage de l'acide azotique par l'oxydation du sulfate ferreux, par transformation de l'azote en ammoniaque, etc., donnent en même temps l'acide azoteux évalué en acide azotique ; le nôtre donne aussi l'acide nitreux, mais ici, 114 p. de cet acide ne correspondent qu'à 54 p. d'acide azotique AzO_5 (1). Si on dose d'abord l'acide azoteux par le procédé de MM. Tiemann et Preusse, il est ensuite facile, par le calcul, de déterminer la proportion de l'acide nitrique.

Nous avons reconnu qu'un mélange d'acide acétique cristallisable et de phénol constituait un excellent réactif des nitrites :

Phénol pur......................	3^{gr}
Acide acétique cristallisable.......	37

Ce réactif, que nous appellerons pour abréger *solution acétophénique* n'agit pas sur les nitrates exemptes de nitrites mais, si on évapore une solution de nitrite de potasse ou de soude et qu'on ajoute au résidu quelques gouttes de réactif, puis de l'eau et de l'ammoniaque, absolument comme nous le faisons pour doser les nitrates par le réactif sulfo-phénique, il se produit une coloration jaune. En opérant sur des quantités différentes de nitrite de potasse et ramenant les solutions jaunes au même volume, on reconnaît que les colorations sont proportionnelles aux quantités d'acide azoteux sur lesquelles on opère.

Ainsi, prenons, d'une part, 2^{c3} d'une solution représentant $0^{g}0002$ de cet acide et, d'autre part, 4^{c3} de la même solution, évaporons et traitons les résidus, après refroidissement, par le réactif acéto-phénique, l'eau et l'ammoniaque puis amenons le volume des deux liqueurs jaunes à 50^{c3} ; examinons-les

(1) D'après la formule de la page 48.

maintenant au colorimètre. Nous reconnaissons que, la hauteur de la colonne liquide correspondant à la solution renfermant 0g0002 d'acide nitreux étant 20, celle qui correspond à la solution deux fois plus riche est sensiblement la moitié de la précédente. En effet, quatre observations différentes nous ont donné les nombres : 9,6 — 9,6 — 9,8 — 10, dont la moyenne est 9,7.

Il est probable que le réactif décompose l'acide nitreux en acide azotique et bioxyde d'azote :

$$3\ AzO^3 = AzO^5 + 2\ AzO^2$$

L'acide azotique réagit sur le phénol pour donner un dérivé nitro-phénique. Quoiqu'il en soit du produit de la réaction, celle-ci est d'une grande sensibilité et donne une coloration d'autant plus intense que la quantité d'acide azoteux à laquelle elle correspond est plus forte ; ce sont là, les points essentiels pour l'application que nous voulons en faire.

Pour rechercher la présence d'un nitrite dans l'eau, il suffit d'en évaporer un certain volume dans une capsule de porcelaine et d'opérer ensuite, comme nous venons de le dire, avec le *réactif acéto-phénique* et l'eau ammoniacale ; s'il se produit une coloration jaune, on est certain de la présence d'un nitrite. En opérant sur une autre prise d'eau, on déterminera, avec le *réactif sulfo-phénique*, la présence ou l'absence de l'acide azotique. Dans le second cas, on pourra doser l'acide azoteux en faisant un volume connu avec le nitrophénate qu'il a formé et comparant sa coloration à celle d'un liquide type représentant par litre un poids déterminé d'acide azoteux (1). Dans le premier cas, au contraire, le dosage colorimétrique ne sera plus possible, car, en présence des nitrites, les nitrates eux-mêmes sont partiellement décomposés par le réactif acéto-phénique.

(1) Pour préparer ce liquide type, on peut employer un poids connu d'azotite d'argent que l'on traite d'abord par le réactif, puis par l'eau, enfin par l'ammoniaque; l'oxyde d'argent se dissout. On amène le liquide jaune à un volume déterminé que l'on étend selon le besoin.

Nous nous bornons à indiquer ici le principe du procédé qui, nous le reconnaissons, a besoin d'être régularisé par de nouvelles expériences.

Nous ne dirons rien de la teneur des eaux potables en acide nitreux dont la présence, dans les eaux de sources, aussi bien que dans les eaux de puits de Reims et de ses environs, est un fait qui nous paraît excessivement rare.

Résumé

A la suite du dosage de chaque élément de l'eau potable, nous avons donné la limite maxima qu'il ne devait pas dépasser. Nous devons dire, qu'à l'exception des composés azotés, nous ne considérons aucune limite comme absolue. Au contraire, nous pensons que les quantités maxima indiquées pour l'azote organique et ammoniacal, pour l'acide nitrique constituent des limites au-delà desquelles l'eau doit être regardée comme contaminée.

Nous avons donné un *maxima* assez bas pour les matières organiques ; il a été établi d'après les analyses des eaux potables qui alimentent Paris et Reims ; toutefois, pour des eaux ne renfermant que des traces d'azote nitrique, organique et ammoniacal, on peut tolérer des quantités plus fortes de matières organiques car, dans ce cas, elles sont incontestablement d'origine végétale.

Dans l'appréciation du degré hydrotimétrique total, il faut tenir compte de la nature des sels dissous ; si l'eau contient à peu près exclusivement du bicarbonate de chaux, il n'y a pas d'inconvénient à admettre une limite un peu plus élevée.

Le sulfate de chaux existe normalement dans beaucoup d'eaux ; dans d'autres, comme celles de Reims et de la plupart des localités environnantes, il ne s'y trouve, pour ainsi dire, qu'à l'état de traces et, par conséquent, notre limite ne saurait s'appliquer à ces dernières. La présence d'une quantité un peu forte de sulfate de chaux, dans ces eaux, est une preuve qu'elles ont lessivé des platras ; du reste, elles sont, en même temps chargées de nitrates et de matières organiques.

Il faut, du reste, toujours s'enquérir de la constitution géologique du terrain d'où proviennent les eaux que l'on a à examiner ; elle fournit des renseignements précieux sur la présence normale ou anormale de tel ou tel composé minéral.

Dans le tableau ci-dessous, nous donnons, avec les réserves que nous venons de faire, les limites *maxima* des éléments dont nous considérons le dosage comme indispensable pour déterminer la qualité d'une eau. Nous avons cru utile de mettre en regard des nombres admis par le Laboratoire municipal de Reims, ceux indiqués par le *Congrès de Bruxelles* et par l'*Instruction du Comité d'hygiène de France*. Le lecteur verra ainsi les différences qui existent entre ces nombres ; il remarquera que les nôtres, sauf celui de l'acide azotique, sont voisins des limites données par le Congrès. En se reportant au dosage de l'acide nitrique, on verra que notre nombre est, croyons-nous, justifié par le grand nombre d'observations recueillies soit dans les documents de l'*Observatoire de Montsouris*, soit dans ceux de notre Laboratoire.

QUANTITÉS MAXIMA DES ÉLÉMENTS DES EAUX POTABLES

	Laboratoire municipal de Reims	Congrès de Bruxelles	Comité d'Hygiène publique de France
		gr.	
Degré hydrotimétrique total	30°	(1)	30°
Degré hydrotimétrique persistant	moins de la moitié du degré total	»	12°
Chlore	0g008	0.008	0g040
Acide sulfurique	0.060	0.060	0.03
Matières organiques (en acide oxalique)	0.0126	0.020	»
Matières organiques (en oxygène pris au permanganate)	0.0016	»	0.002
Acide nitrique	0.02	0.002	»
Ammoniaque. libre	»	0.0005	»
Ammoniaque. provenant de la décomp. des mat. org. azotées	0.0005	0.00012	»

(1) D'après le Congrès, l'eau ne doit pas contenir plus de 0g.50 de sels minéraux.

2e Partie

Eaux de Reims

L'influence exercée par l'eau potable d'une ville sur la santé de ses habitants n'a jamais été plus évidente qu'à Reims. Il y a un peu plus d'un siècle, on n'y buvait que de l'eau de puits ; les engorgements glandulaires étaient alors si fréquents dans cette ville que les médecins déclaraient « qu'il n'est pas de ville dans le royaume où l'on trouve plus de goîtres, de squirrhes, de cancers, d'écrouelles, de loupes, de méliceris, de stéatomes. » Il y avait un goîtreux ou un cancéreux sur trois personnes, d'après Thouvenel qui nous apprend aussi qu'au bout de quelques années, cette proportion diminua de moitié quand on eût distribué aux habitants les eaux de la Vesle. C'est l'abbé Godinot, on le sait, qui amena ces eaux, alors d'une grande pureté, dans les fontaines, à l'entretien desquelles il affecta son héritage. En 1874, on remplaça, pour alimenter ces fontaines, l'eau de la Vesle par celle d'une nappe souterraine située sur la rive gauche de la rivière. Aujourd'hui, à l'exception peut-être de quelques riverains, on ne boit plus l'eau de la Vesle ; les seules eaux employées proviennent des fontaines et des puits.

L'eau des puits de Reims, lorsqu'elle est exempte de toute souillure, est fraîche et limpide ; sa minéralisation, en général à peu près semblable à celle de l'eau des fontaines, est excellente. Malheureusement, l'eau de la plupart des puits est altérée par des matières organiques et les produits de leurs fermentations. On peut bien supprimer les infiltrations, causes premières de ces altérations mais, si elles se sont produites pendant un certain temps, le sol reste imprégné de matières organiques qui se dissolvent dans l'eau en proportion d'autant plus grande qu'elle est moins souvent renouvelée par le puisage et que son courant est plus faible. De plus, le sous-sol d'une ville aussi ancienne que Reims est, dans certains quartiers, littéralement saturé de matières animales et végétales, de nitrates que lessivent les eaux de pluie avant de se mélanger à la nappe souterraine.

Une conséquence fréquente de l'introduction des matières organiques dans les eaux est l'élévation de leur degré hydrotimétrique. Ce fait est dû à la nitrification des principes azotés, en présence du carbonate de chaux ; nous avons donné dans la première partie de ce travail, quelques dosages d'acide nitrique dans des eaux de puits contaminées ; nous avons cité une eau de la rue de Mars renfermant 0g607 de nitrate de chaux par litre. En même temps que la nitrification s'effectue, les matières organiques dégagent de l'acide carbonique qui, lui aussi, dissout de la chaux.

La présence d'une aussi forte proportion de chaux et d'acide nitrique dans les eaux est loin d'être indifférente. En effet, la plupart des médecins, depuis Hippocrate, s'accordent pour accuser les eaux trop séléniteuses ou trop calcaires de produire la gravelle ; on a même prétendu que ces dernières exposaient à des dépôts tophacés incrustant les articulations. Quant aux azotates, la plupart des hygiénistes admettent, qu'à doses élevées et continues, ils deviennent débilitantes et toxiques.

Nous avons parlé assez longuement des matières organiques, pour n'avoir pas à y revenir ici. Nous rappellerons seulement que, pour les matières animales, le danger qu'elles présentent provient surtout des microbes pathogènes qui les accompagnent fréquemment.

Puisque, dans les grandes villes, la plupart des eaux de puits sont souillées, il faut en restreindre le plus possible l'usage en distribuant aux habitants une eau reconnue pure et que l'on préserve soigneusement de toute contamination accidentelle.

Nous avons dit que l'eau des fontaines de Reims est celle d'une nappe souterraine située en dehors de la ville, sur la rive gauche et en amont de la Vesle, par rapport à Reims. Cette eau se rassemble dans une sablière recouverte d'un bâtiment parfaitement clos ; au moyen d'un siphon traversant la rivière et le canal, elle arrive à l'usine des Fontaines (1) dont les machines l'élèvent dans de vastes réservoirs

(1) Voir le plan à la fin de la brochure.

d'où une canalisation la distribue aux différents quartiers. La quantité d'eau fournie à la ville va en augmentant d'année en année ; ainsi, le volume moyen d'eau débitée chaque jour et par habitant s'est élevé de 53 lit. 36 en 1883, à 79 lit. 154 en 1887. M. le Dr Langlet (1), en 1883, a donné le tableau comparatif des quantités d'eau distribuées journellement, à chaque habitant, dans les principales villes de France ; il ressort de ce travail intéressant que Reims se trouve, à ce point de vue, parmi les moins favorisées. Bien que cette situation s'améliore chaque année, il y a encore loin des 79 litres de 1887 aux 150 litres que l'on s'accorde généralement à considérer comme un minimum nécessaire. Mais la quantité d'eau que fournit le bassin des sources étant insuffisante pour un pareil débit, l'Administration municipale a conçu le projet d'opérer le captage de la nappe d'eau située en amont (par rapport à la Vesle) de celle qui est utilisée aujourd'hui.

M. Lamaudière, directeur de l'usine des Fontaines, a exécuté des forages dans le terrain où se trouve la nouvelle nappe ; l'eau provenant de chacun de ces forages a été examinée au Laboratoire municipal. De plus, nous avons comparé sa composition à celle de l'eau actuellement utilisée et à celle de la Vesle. Ce sont les résultats de ces recherches que nous demandons la permission de résumer brièvement.

La nappe captée et celle que l'on veut utiliser se trouvent dans la même couche silico-calcaire reposant sur la craie. Cette couche est d'épaisseur très variable ; tantôt elle est immédiatement recouverte par la terre végétale ; tantôt, entre la couche aquifère et la terre, on trouve un banc d'argile ou un banc de tourbe ; tantôt enfin, ces trois couches se trouvent à la fois superposées dans l'ordre suivant : *argile*, *tourbe*, *terre végétale*. Remarquons immédiatement que la nappe actuellement captée n'est, d'après M. Lamaudière, recouverte d'argile en aucun point, tandis qu'un banc d'argile, plus ou moins épais, recouvre partout la nappe que l'on veut utiliser. (Voir le plan annexé à ce travail, la coupe des forages 21, 22, 23, 24, 25, 26).

(1) Voir *Rapport du Bureau d'Hygiène de Reims* (1884).

Du reste, les deux nappes doivent n'en faire qu'une, car elles se trouvent dans le même terrain, et il n'y a entre elles aucune solution de continuité.

Eau alimentant actuellement Reims. — Nous avons fait l'analyse complète de cette eau ; elle est insérée dans notre travail : *Des eaux potables en général et des eaux qui alimentent la ville de Reims en particulier* (1).

Nous nous bornerons à dire ici que c'est une eau carbonatée-calcique ; qu'elle nous a donné 0_g119 de chaux, qu'elle ne renferme que de minimes proportions de magnésie, d'acide sulfurique et de chlore. Son degré hydrotimétrique moyen est de 21° 3. Cette composition la place entre l'eau de la Vanne et celle de la Dhuis, ainsi que nous le montrerons tout à l'heure. Ce qu'il importe de montrer dans ce travail, ce sont les variations qu'éprouvent son degré hydrotimétrique, la proportion des matières organiques et celle de ses composés azotés.

Au Laboratoire municipal, nous faisons, chaque samedi, l'analyse de l'eau des Fontaines, prise au Laboratoire même, au point de vue hygiénique, c'est-à-dire selon la méthode que nous avons exposée.

Le tableau ci-contre donne les résultats de ces analyses pour l'année 1888.

On remarquera que la proportion des matières organiques s'est élevée une seule fois au-dessus de la quantité maxima que nous avons fixée pour les eaux potables. Cette quantité anormale ($15^{mg}75$, en acide oxalique) a été reconnue le 31 mars par un temps de giboulées ; ce fait montre que l'on doit être prudent dans ses conclusions et que l'on ne peut se prononcer sur la qualité d'une eau d'après une seule analyse. Nous trouverons encore une preuve de cette assertion dans l'examen des dosages de l'acide nitrique. Nous avons fixé à 20^{mg} la teneur maxima d'une eau en cet acide ; dans toutes les analyses faites en 1888, les quantités trouvées sont inférieures à ce maximum. Mais, en 1887, le 15 juillet, à la suite d'un violent orage, la proportion de cet acide s'est élevée brusquement à 25^{mg}, elle n'était que de $10^{mg}41$ l'avant-veille.

(1) Voir *Rapport du Bureau d'hygiène de Reims*. 1883.

Tableau A.

EAU DES FONTAINES DE REIMS, 1888 (par litre)

DATES des ANALYSES	DEGRÉ hydrotimétrique	MATIÈRES organiques en acide oxalique	MATIÈRES organiques en oxygène pris au permanganate	ACIDE AZOTIQUE Az O5	AMMONIAQUE existant dans l'eau	Ammoniaque provenant de la décomposition des matières organiques azoteuses par le permanganate	ÉTAT DU TEMPS
1888	o	mg.	mg.	mg.	mg.	mg.	
29 Janvier.....	21.1	6.30	0.80	17.54	traces	traces	Gelée.
4 Février.....	21.5	9.45	1.20	12.84	id.	id.	Neige.
11 —	×26.	10.71	1.36	13.51	id.	id.	Gelée.
18 —	×26.	11.34	1.44	12.75	id.	id.	Neige.
25 —	×28.	11.34	1.44	12.13	id.	id.	Id.
3 Mars.......	21.	10.08	1.08	10.63	id.	id.	Dégel depuis quelq. jours.
10 —	20.5	8.82	1.12	11.57	néant	id.	Dégel complet.
17 —	21.	10.08	1.28	8.62	traces	id.	Pluie.
24 —	21.5	11.34	1.44	5.95	id.	id.	id.
31 —	20.2	15.75	2.	11.83	id.	id.	Giboulées.
7 Avril.......	21.6	8.82	1.12	14.28	id.	id.	Quelques flocons de neige.
14 —	21.8	11.34	1.44	12.53	néant	id.	Pluie puis beau temps
21 —	21.	11.34	1.44	13.29	id.	id.	Beau temps, pluie par mom.
28 —	21.5	10.08	1.28	14.49	id.	id.	»
5 Mai	21.5	11.34	1.44	10.63	0.40	0.20	»
12 —	21.	9.45	1.20	11.36	0.24	0.13	Beau temps.
19 —	21.	10.71	1.36	11.11	0.17	0.16	Beau temps sec et chaud.
26 —	21.5	9.45	1.20	13.51	0.21	0.27	Beau temps.
2 Juin........	21.3	9.45	1.20	15.62	0.12	0.08	id.
9 —	21.8	8.82	1.12	11.11	néant	traces	Temps orag. pluie par mom.
16 —	21.5	8.82	1.12	10.77	traces	id.	Pluie.
23 —	21.7	10.08	1.28	10.77	id.	néant	id.
30 —	21.3	12.60	1.60	10.22	id.	traces	id.
7 Juillet......	21.	7.56	0.96	10.	id.	0.1	id.
21 —	21.5	8.19	1.04	10.63	id.	0.1	id.
28 —	21.5	6.93	0.88	13.13	id.	0.07	id.
4 Août.......	21.5	8.19	1.04	13.51	id.	0.98	Beau temps.
11 —	21.6	11.34	1.44	11.78	néant	0.12	id.
18 —	21.2	8.82	1.12	11.62	id.	0.10	Temps couvert.
25 —	21.4	11.34	1.44	10.63	traces	0.10	Beau temps.
1er Septembre..	21.4	5.24	0.64	11.96	néant	0.35	Temps assez beau.
29 — ..	21.2	8.19	1.04	7.	id.	0.10	Pluie.
6 Octobre	21.5	11.34	1.44	10.	traces	0.12	id.
13 —	21.2	8.82	1.12	10.41	id.	0.10	»
20 —	21.5	6.93	0.88	10.63	id.	0.12	»
27 —	21.8	6.93	0.88	8.92	id.	0.16	»
3 Novembre..	21.5	8.19	1.04	9.09	id.	0.07	»
10 — ..	21.5	8.82	1.12	12.50	id.	0.09	Gelée.
17 — ..	21.5	11.34	1.44	12.50	id.	0.09	Temps pluvieux.
24 — ..	21.8	11.34	1.44	11.62	id.	0.16	Pluie.
1er Décembre..	21.6	10.71	1.36	10.20	id.	0.12	Temps couvert.
8 — ..	21.5	10.08	1.28	10.41	id.	0.20	Beau temps.
15 — ..	21.5	12.60	1.60	8.94	id.	0.18	Gelée.
22 — ..	21.5	12.60	1.60	9.68	id.	traces	Pluie.
29 — ..	21.	7.56	0.96	8.33	id.	id.	Temps couvert.
1889							
5 Janvier	21.5	7.56	0.96	10.20	id.	id.	Gelée.
12 —	21.5	10.08	1.28	9.61	id.	id.	id.
19 —	21.	7.56	0.96	10.33	id.	id.	»
26 —	21.5	8.19	1.04	10.61	id.	id.	»
MOYENNE....	21.3	9.67	1.22	11.24 soit en Azote 2.91	traces	traces	

N.-B. — Pour le calcul du degré hydrotimétrique moyen, on a exclu les degrés des 11, 18 et 25 février, qui sont tout-à-fait exceptionnels; leur grandeur provient de la congélation d'une partie de l'eau alimentant la nappe souterraine.

Le tableau *B* nous permet de comparer l'eau des Fontaines à l'eau de la Vanne et de la Dhuis ; on voit que la première a beaucoup d'analogie avec les deux autres entre lesquelles la place son degré hydrotimétrique.

Tableau B.

	DEGRÉ hydrotimétrique		CHLORE	Matières organiques (en oxygène pris au permanganate)	AZOTE nitrique	AZOTE	
	Total	Persistant				Ammoniacal	Organique
	o	o	mg.	mg.	mg.	mg.	mg.
Vanne, 1887 (1)........	20.7	2.5	6	1.1	2.1	0.0	0.2
Dhuis, 1887 (2)........	22.2	4.7	8	1.4	2.3	0.0	0.3
Fontaines de Reims, 1888	21.3	4.1	5	1.22	2.91	traces	traces

(1 et 2) *Annuaire de l'Observatoire de Montsouris pour 1889.*

Terminons ce qui a rapport à l'eau des fontaines en disant qu'elle contient, en moyenne, 7c3 d'oxygène par litre.

Eau de la Vesle. — Cette eau, comme celle des fontaines, est carbonatée-calcique, mais elle contient plus de matières organiques ; ces matières sont surtout d'origine végétale, ainsi que le prouve la petite quantité de composés azotés qu'elles renferment (voir le tableau *C*). Du reste, au moment où nous avons analysé l'eau de la Vesle, on était en train de faucarder la rivière.

La minéralisation de l'eau de la Vesle est *au moins* aussi bonne que celle de la Vanne qui est si estimée.

Aux endroits où les échantillons destinés à l'analyse ont été prélevés, la Vesle n'est pas souillée par les résidus des usines qui se trouvent beaucoup plus bas ; les égouts débouchent dans la rivière à l'autre extrémité de la ville. Ajoutons qu'aujourd'hui une partie des eaux d'égout sont épurées par le sol, avant d'être versées dans la Vesle ; il en sera de même prochainement de la totalité de ces eaux.

L'eau de la Vesle, en amont de la ville, renferme une quantité convenable d'oxygène.

En 1849, en été, M. Maumené,	en a trouvé...	8^{c3}
En 1873, en hiver, M. Gérardin,	— ...	11^{c3}
En 1873, en été, M. Gérardin,	— ...	8^{c3}
En 1878 et 1879, M. Leblanc,	— ...	7 à 11^{c3}
Nous en avons trouvé, en juin 1888	— ...	7^{c3}

Eau à capter. — Pour obtenir l'autorisation de capter la nappe située en amont de celle actuellement utilisée, un rapport fut adressé au comité consultatif d'hygiène publique de France qui répondit par les objections suivantes :

1° L'hypothèse que l'eau à capter est identique à celle qui alimente actuellement la ville paraît absolument gratuite et demanderait à être vérifiée par des analyses comparatives très rigoureuses ;

2° D'autre part, la proximité des sondages 24 et 25 (1) de la Vesle, signalée dans tous les *Rapports du Bureau d'hygiène de Reims*, comme une rivière infectée, permet d'émettre quelques doutes sur la nature et la qualité de l'eau de la nappe souterraine.

Pour juger en toute connaissance ces questions, le Comité estime qu'il est tout à fait indispensable d'avoir des analyses chimiques et biologiques complètes des échantillons suivants :

1° Eau alimentant actuellement la Ville ;
2° Echantillon prélevé dans le forage n° 21 ;
3° — — — n° 22 ;
4° — — — n° 23 ;
5° — — — n° 24 ;
6° — — — n° 25 ;
7° — — — n° 26 ;
8° Echantillon d'eau puisée dans la Vesle au droit des forages 23, 24, 25 ;
9° Echantillon d'eau puisée dans la Vesle en aval de l'îlot situé en face des sondages précédents, entre cette île et le chemin des Bains.

Chargé de la partie chimique de ces analyses, j'ai consi-

(1) Voir le plan annexé à ce travail pour tous les détails qui vont suivre.

gné, dans le tableau ci-dessous, les résultats auxquels nous sommes arrivé.

Tableau C.

PROVENANCE des EAUX	DEGRÉ hydrotimétrique		CHLORE		MATIÈRES organiques		Acide nitrique $Az\ O^5$	Ammoniaque	Azote organique
	Total	Après ébullition	En Cl	En N a Cl	En acide oxalique	En oxygène pris au permanganate			
	o	o	mg.	mg.	mg.	mg.	mg.	mg.	mg.
Eau alimentant actuellement la Ville (moyenne)	21.3	4.1	5. »	8.23	9.67	1.22	11.24	traces	traces
Forage n° 21	25.4	2.»	6.10	10.04	15.75	2.»	5.82	d°	d°
— n° 22	28.»	5.3	6.12	10.07	15.75	2.»	traces	d°	0.19
— n° 23	24.8	3.5	5.70	9.38	13.23	1.68	d°	d°	0.27
— n° 24	28.»	4.8	6.12	10.07	15.12	1.92	d°	d°	0.09
— n° 25	20.4	2.5	6. »	9.88	8.82	1.12	8.77	0.14	0.07
— n° 26	25.5	3.»	6.80	11.19	8.82	1.12	6.03	néant	0.24
Eau de la Vesle au droit des forages 23, 24, 25	19.»	1.6	5.10	8.39	17.64	2.24	5.91	0.05	0.17
— en aval de l'ilot	19.»	1.6	4.76	7.83	22.03	2.80	5.68	traces	0.10

Nous avons vu que l'eau que l'on veut capter et l'eau alimentant actuellement la Ville proviennent de la même nappe souterraine ; cette assertion semble en contradiction avec les résultats des analyses. En effet, le degré hydrotimétrique moyen de l'eau des fontaines est de 21°3, tandis que celui de l'eau à capter varie, suivant le point où le forage a été fait, de 20°4 à 25°. L'eau des fontaines contient, en moyenne, 11mg24 d'acide azotique par litre ; celle obtenue par les forages en contient beaucoup moins ou même n'en renferme que des traces. Quant aux sels dissous dans les deux catégories d'eaux, ce sont les mêmes ; celui qui prédomine de beaucoup est le bicarbonate de chaux ; la proportion de chlore est peu différente ; le poids du sulfate de chaux est très faible. C'est ainsi que, par litre d'eau du forage 26, nous avons trouvé 0g007 d'acide sulfurique SO^3 ; c'est à peu près ce qu'en renferme l'eau des fontaines.

Puisque l'on doit admettre l'identité des deux nappes, comment expliquer les différences que présentent les degrés hydrotimétriques et la proportion des nitrates de leurs eaux ? D'une façon très simple : l'eau captée se renouvelle fréquemment par le puisage constant dans le bassin où on lui a ouvert une issue, tandis que celle des forages 21 — 22 — 23 — 24 — 25 — 26, imprégnant un sable silico-calcaire, est presque dormante et préservée de toute évaporation par le banc d'argile qui la recouvre ; elle est donc, en général, plus chargée que la première en acide carbonique et, par suite, en carbonate de chaux. Il est, pour nous, certain que son degré hydrotimétrique deviendra le même que celui des fontaines quand, par le captage, elle pourra se renouveler continuellement.

Nous avons vu que les nitrates des eaux telluriques y étaient apportés par l'eau de pluie chargée des principes enlevés à la terre végétale ; si donc la partie à capter de la nappe renferme beaucoup moins d'acide nitrique que la partie utilisée, c'est que la première est partout recouverte d'une couche protectrice d'argile qui fait défaut à la seconde. La portion utilisée se trouvant en aval de celle que l'on veut capter, par suite de la position du bassin actuel des sources (voir sur le plan), son eau ne peut, par conséquent, se mélanger avec celle de cette dernière et l'enrichir en nitrates.

Les analyses que nous avons données montrent que l'eau des fontaines de Reims ne le cède en rien pour la minéralisation et la faible quantité des matières organiques, à celles que la ville de Paris amène à grands frais dans la capitale. Pour éviter la souillure par la culture de l'eau captée, la seule que ne recouvre pas le banc d'argile, l'Administration municipale a décidé d'acheter les terrains qui recouvrent la nappe souterraine (1).

Origine de la nappe alimentant Reims. — Les eaux souterraines qui descendent de la montagne vers la Vesle contribuent certainement à la formation de cette nappe mais, pour nous, il est très probable qu'elle est due aussi à des infiltrations latérales de la rivière, surtout de la partie située beaucoup plus en amont. On trouve, à certains endroits, à Sillery par exemple, des prés-marais complètement inondés en hiver et au printemps ; les eaux pénètrent dans le sol et arrivent à Reims après une longue filtration à travers la couche grêveuse.

(1) Sur le plan, les terrains à acquérir sont indiqués par des hachures l'encre rouge.

Evidemment, des infiltrations doivent se faire aussi près de Reims ; le degré hydrotimétrique 20°4 de l'eau du forage 25 est celui qui se rapproche le plus de celui de l'eau de la Vesle, prise au droit de ce forage ; cette circonstance doit tenir à ce que le forage 25 est le plus rapproché de la rivière.

Ce qui semble montrer que la plus grande partie de la nappe d'eau, utilisée pour les besoins de la ville, provient surtout des localités situées au-dessus de Reims, c'est que, pendant les grands froids du mois de février 1888, le degré hydrotimétrique de l'eau de nos fontaines a subi une élévation considérable. Au lieu de 21°3, degré moyen, nous avons trouvé :

11	février	26°
18	—	26°
25	—	28°

Cette élévation, tout à fait exceptionnelle, peut s'expliquer ainsi : L'eau doit avoir gelé en partie, en un point quelconque de son parcours. Or la rivière n'a pas gelé, tandis que les prés-marais étaient recouverts d'une couche de glace.

Nous n'émettons qu'une hypothèse, mais elle nous semble assez plausible pour être signalée ici.

Nous avons fait de notre mieux pour répondre aux questions posées par le *Comité consultatif d'Hygiène publique de France*; il ne nous reste plus qu'à émettre le vœu de voir la savante compagnie, satisfaite de nos explications, autoriser un captage qui, en augmentant le débit des fontaines, contribuerait puissamment à l'assainissement de la ville.

LE LAIT

LAIT DE VACHES SAINES, CASTRÉES & MALADES

Contributions à l'étude du lait de femme

Il ne s'agit pas ici d'une étude complète du lait ; nous voulons seulement exposer la méthode d'analyse suivie à notre laboratoire, ainsi que les résultats obtenus dans plusieurs questions intéressant l'hygiène et l'industrie laitière. Mais, pour faire choix d'une méthode analytique, entre toutes celles qui ont été proposées, il faut connaître la composition du lait, de même que, pour calculer les résultats des expériences, on doit savoir exactement les propriétés des substances que l'on veut doser. On s'étonnera peut-être de nous voir formuler une vérité aussi évidente ; cependant, en examinant les différents procédés d'analyse du lait, on voit que cette vérité n'a été que trop souvent méconnue.

Tantôt, dans le but de doser la caséine, on la précipite par un acide ; mais la précipitation est incomplète, on en laisse une portion plus ou moins grande en dissolution et, par suite, le résultat obtenu est sans importance ; tantôt on s'attache à doser, sous différents noms, les formes si nombreuses que cette substance, véritable Protée, peut revêtir et, dans ce cas, on se condamne à un labeur ingrat et inutile. Souvent même, on voit les auteurs adopter, pour le pouvoir rotatoire ou le pouvoir réducteur du sucre de lait des nombres différents ; comment leurs analyses pourraient-elles être comparables ?

L'exposé d'un procédé d'analyses doit donc être précédé de l'étude détaillée des faits sur lesquels il repose ; c'est pourquoi nous passerons en revue les propriétés des principes contenus dans le lait, en insistant seulement sur celles qui ont une application directe à l'analyse.

Nous diviserons ainsi notre étude sur le lait :

I. — PRINCIPES RENFERMÉS DANS LE LAIT.

II. — MÉTHODE ANALYTIQUE.

III. — LAIT DE VACHES.

1° *Lait de vaches saines* : influences qui font varier sa composition (1) : durée du séjour dans les mamelles, alimentation (*tourteaux*), etc.

2° *Lait de vaches castrées.*

3° *Lait de vaches malades.*

4° *Recherches du mouillage et de l'écrémage.*

IV. — LAIT DE FEMME.

I

Principes renfermés dans le Lait

Le lait est une solution aqueuse de caséine, de sucre de lait et de divers sels tenant en suspension de la caséine solide et des globules gras finement émulsionnés.

Il contient des gaz en dissolution : oxygène, azote, acide carbonique ; 100 volumes de lait donnent environ 6 à 8 volumes du mélange de ces gaz. On y trouve encore, soit normalement, soit accidentellement, de faibles quantités de substances diverses : acide lactique, urée, cholesterine, créatine, etc. Les seuls principes qu'il importe de déterminer dans une analyse, parce qu'ils constituent presqu'entièrement le résidu fixe que laisse le lait à l'évaporation, sont : le *beurre*, la *caséine* sous ses différentes formes, la *lactine* et les *sels*.

§ 1. **Beurre.** — Si l'on examine du lait au microscope, on voit qu'il est formé d'un liquide opalin tenant en suspension une multitude de globules sphériques diaphanes et d'un jaune clair ; ces globules sont formés par la matière grasse. Dans

(1) Il ne s'agit ici que des observations que nous avons faites ou vérifiées.

le lait provenant d'un animal sain, ils sont réguliers ; dans le lait pathologique, ils sont souvent déformés. Le diamètre des sphérules du lait varie de 1/100 à 1/500 et même 1/1000 de millimètre. Selon certains auteurs, ils seraient enveloppés d'une membrane albumineuse ; d'autres nient l'existence de cette membrane ; nous ne nous arrêterons pas à discuter ces opinions qui n'ont ici aucune importance.

Par le barattage, les globules s'agglomèrent et forment le beurre dont la composition a été étudiée par divers chimistes : Chevreul, Heintz, Winter Blyth, etc. Il ressort de leurs travaux que cette matière grasse est essentiellement constituée par un mélange d'oléine, stéarine, palmitine, butyrine, caproïne, capryline. On sait que l'on falsifie fréquemment le beurre avec d'autres corps gras, principalement la *margarine* industrielle. Pour reconnaître cette falsification et même pour la mesurer, on emploie le procédé de M. Hehner plus ou moins modifié : Ce procédé repose sur ce fait que plusieurs des acides gras séparés du beurre, particulièrement les acides butyrique et caproïque, sont solubles dans l'eau, tandis que les autres corps gras ne donnent que des acides insolubles. Ainsi, tandis que le beurre donne seulement 87 à 89 0/00 d'acides gras *insolubles* dans l'eau, la margarine en fournit de 94,1 à 96,7. (1)

§ 2. **Caséine.** — La caséine est la matière albuminoïde du lait ; ses propriétés sont pourtant assez variables pour que beaucoup de chimistes aient admis la présence, dans ce liquide, de matières albuminoïdes différentes. C'est ainsi que l'on a cru y constater comme principes différents : la *caséine*, l'*albumine*, l'*albuminose*, la *lactoprotéine*, les *peptones* ; mais les trois derniers, bien que dotés de noms différents par les chimistes qui les ont découverts, se réduisent à un seul, car leurs caractères sont identiques ; nous donnerons à ce principe le nom, généralement adopté, de *lactoprotéine*. Il est utile d'indiquer brièvement les réactions attribuées aux albuminoïdes du lait.

(1) *Beurre et Margarine*, par M. A. Riche. (*Journal de pharmacie et de chimie*, 1881, tome III, page 410.)

a) Caséine. — Elle constitue le coagulum que l'on obtient par l'addition d'acide acétique au lait froid ou chaud ; mais, pour la différencier de ce que l'on appelle l'albumine du lait, nous supposerons ici que la précipitation se fait à froid. Il ne faut pas ajouter un excès d'acide car la caséine se redissoudrait en quantité plus ou moins grande ; elle pourrait même rentrer totalement en dissolution si l'excès d'acide était suffisant. La précipitation complète de la caséine est impossible, quand bien même on n'emploierait que la quantité strictement nécessaire d'acide. Il est, du reste, difficile de reconnaître que l'on n'a pas dépassé cette quantité ; si l'on en met intentionnellement un excès et qu'on ajoute de l'ammoniaque étendue, pour ne laisser à la liqueur qu'une faible acidité, on reprécipite de la caséine, mais cette précipitation est encore incomplète. La caséine, en se coagulant, entraîne avec elle la presque totalité de la matière grasse.

La caséine se précipite du lait quand on le sature de sulfate de magnésie, mais la précipitation n'est pas encore complète ; en effet, si l'on chauffe le liquide filtré pour séparer ce que l'on considère comme de l'albumine, il donnera, après une nouvelle filtration, un précipité de caséine par l'acide acétique. Nous venons de dire que le lait, saturé de sulfate de magnésie et filtré pour séparer le coagulum, précipite par la chaleur ; on a conclu de ce fait à la présence de l'albumine. Mais M. Duclaux a montré que cette interprétation est erronée ; en effet, si l'on redissout le coagulum de caséine dans l'eau, on obtient un liquide opaque comme du lait et se troublant abondamment avant l'ébullition comme les liquides albumineux. Il faut donc en conclure simplement, avec M. Duclaux, que la caséine se coagule par la chaleur quand elle est en présence du sulfate de magnésie et que cet effet se produit à une température d'autant moins élevée que la proportion du sel est plus considérable.

Les solutions de caséine ne sont pas précipitées par la chaleur seule, tandis que les solutions neutres d'albumine le sont dès la température de 60°. Nous venons de voir que, dans ces conditions, le sulfate de magnésie rendait la caséine coagulable.

Si le lait ne se coagule pas quand on le chauffe, on voit cependant se former à sa surface une pellicule qui se reforme à mesure qu'on l'enlève ; elle empêche le dégagement des gaz et de la vapeur d'eau ; mais, à l'ébullition, elle se soulève puis se déchire sous l'influence de leur pression et le lait se répand hors du vase, *se sauve*, pour employer l'expression consacrée. La formation de cette pellicule est attribuée, par les uns, à l'oxydation qu'éprouve la caséine à chaud, au contact de l'air ; par les autres, à sa déshydratation (1).

Mais M. Duclaux a prouvé que la seconde hypothèse est fausse ; en effet, évaporant du lait divisé dans le tissu d'une éponge placée dans un courant d'air actif, il a reconnu que le poids du résidu fixe invariable, obtenu à une température insuffisante pour coaguler l'albumine, restait sensiblement le même quand on portait la température à 80° et même à 108°.

La caséine est précipitée par la présure de l'estomac de veau ; cette précipitation n'est que partielle suivant Filhol et Joly, ce fait serait dû à ce que la présure dédouble la caséine en une matière insoluble et en une autre soluble, le *serai* qui se précipite quand on chauffe le liquide filtré et acidulé. Le *serai*, ainsi obtenu, est mélangé à l'albumine s'il en existe dans le lait.

La non coagulation par la chaleur seule, la précipitation à froid par l'acide acétique, par le sulfate de magnésie et les autres sels neutres sont des caractères que l'on considère comme propres à la caséine.

Elle possède d'ailleurs les autres caractères généraux des matières albuminoïdes : précipitation par les acides minéraux étendus, l'alcool, le tannin, les sels de plomb, de mercure, etc.

Bouchardat et Quévenne (*Du lait*, Paris 1857), en filtrant du lait, à plusieurs reprises, sur plusieurs doubles de papier, ont obtenu un serum limpide contenant de la caséine soluble, tandis qu'il restait sur le filtre la matière grasse mélangée avec de la *caséine solide*.

Millon et Commaille (2) admettent aussi que la caséine

(1) Cette déshydratation serait, pour ces chimistes, la cause de la coagulation des matières albuminoïdes en général.

(2) *Nouvelles substances albuminoïdes contenues dans le lait.* — Comptes rendus de l'Académie des Sciences. LIX, 1865.

existerait dans le lait sous deux états différents : à l'*état soluble* et à l'*état insoluble* ; cette dernière donnerait au lait une partie de son opalescence. M. Duclaux a repris cette question; ses travaux l'ont amené à distinguer la *caséine solide* et la *caséine à l'état colloïdal.* Il en a fait la preuve directe en abandonnant dans un tube bouché par un tampon de coton, préalablement stérilisé, du lait recueilli avec toutes les précautions nécessaires pour éviter l'introduction de microbes. A la longue, le lait se sépare en quatre couches, sans subir aucune altération ; l'inférieure est un dépôt de phosphate tri-calcique très ténu ; la seconde est formée d'un liquide tenant en suspension un précipité granuleux, excessivement fin, de caséine solide ; la troisième est un liquide opalescent contenant de la caséine en solution plus complète. D'autre part, si l'on fait passer du lait (que nous supposerons aussi complètement écrémé que possible pour n'avoir pas à compter avec la matière grasse), à travers un filtre de porcelaine dégourdie, on trouve qu'il abandonne, sur les parois de ce filtre, un enduit visqueux, blanc-grisâtre, demi-transparent. C'est de la caséine, ainsi que le prouve sa solubilité dans l'acide acétique. Broyée avec de l'eau, on obtient un liquide assez homogène qui, versé sur un filtre, abandonne la caséine en suspension ; le nouveau liquide filtré, louche et d'un blanc sale, précipite abondamment par l'acide acétique ; le précipité est soluble dans un excès de cet acide. Ainsi donc, la caséine existe bien dans le lait sous deux états : *la caséine solide*, arrêtée par le filtre de papier, et la *caséine colloidale* qui, bien que filtrant à travers le papier, n'est pas en dissolution parfaite puisqu'elle ne peut traverser les filtres en porcelaine dégourdie.

b) ALBUMINE. — Si l'on filtre du lait, de manière à obtenir un liquide aussi limpide que possible, on reconnaît qu'il se trouble plus ou moins fortement à chaud.

Bouchardat et Quévenne (1857) emploient un filtre de papier sur lequel ils font repasser le lait à plusieurs reprises. Hoppe-Seyler (1859) fait transsuder le lait au travers des parois d'un uréthère humain bien lavé à l'eau et à l'alcool. Zahn (1869) filtre le lait sous pression à travers un cylindre en terre poreuse.

De ce fait que le lait filtré se coagule par la chaleur, les expérimentateurs que nous venons de citer concluent à la présence de l'albumine dans ce liquide.

On croit encore prouver l'existence de l'albumine en saturant le lait de sulfate de magnésie ou le traitant à froid par l'acide acétique ; le liquide filtré, pour séparer la caséine, précipite à chaud.

c) Lactoprotéine.—(*Albuminose, protéine, peptones*). — Le sérum, traité par l'acide acétique et la chaleur, c'est-à-dire débarrassé de sa caséine et de son albumine, contient encore une matière albuminoïde à laquelle on a donné des noms différents. Ses caractères sont d'être précipitables par le tannin, un grand excès d'alcool, le réactif de Millon ; un excès de ce réactif la redissout.

C'est Millon et Commaille qui lui ont donné le nom de *lactoprotéine* sous lequel on la désigne le plus généralement et que nous lui conserverons. Cette matière ne possède presque aucun des caractères des matières albuminoïdes ; elle ne rougit même plus par le nitrate acide de mercure, et n'est pas précipitée par le chlorure mercurique.

INTERPRÉTATION DES EXPÉRIENCES PRÉCÉDENTES

La caséine est l'unique matière albuminoïde du lait à divers degrés de cohésion. — Les expériences sur lesquelles on s'appuie pour prouver que le lait contient de l'albumine ne sont pas concluantes. En effet, prenons le lait dont on a précipité la caséine par l'acide acétique et que l'on a filtré ; nous avons vu que la précipitation n'était jamais complète.

Or, la coagulation du lait ou des solutions caséeuses par les acides étendus est d'autant plus complète que la température est plus élevée ; il en résulte que la portion de caséine restée en solution très étendue dans le sérum doit se précipiter sous l'influence de deux agents, chaleur et acidité, qui tendent au même effet, c'est-à-dire à augmenter sa cohésion.

Nous avons déjà vu que le sulfate de magnésie rendait

aussi la caséine coagulable par la chaleur ; nous devons donc conclure que les réactions invoquées en faveur de la présence de l'albumine dans le lait sont celles de la caséine.

Voici maintenant une expérience qui prouve l'exactitude de cette conclusion :

Examinons le sérum limpide obtenu par M. Duclaux au moyen du filtre de porcelaine dégourdie ; il ne contient plus de caséine, mais il précipite par la chaleur et le liquide filtré, donne un nouveau précipité par le réactif de Millon. Comme le sérum ne contient ni acide, ni sulfate de magnésie, on peut le considérer comme contenant de l'albumine et de la lactoprotéine. Mais reprenons, avec M. Duclaux, la caséine restée adhérente aux parois du filtre et bien lavée ; mettons-là en suspension dans l'eau. Si, au bout de quelques heures, on fait passer cette liqueur (que l'on a mise à l'abri de toute altération et qui doit être neutre) à travers le filtre poreux, on voit reparaître l'albumine et la lactoprotéine dans le produit de la filtration. Avec le temps, et en se tenant toujours à l'abri de l'intervention des microbes, on peut arriver à solubiliser presque entièrement la caséine, c'est-à-dire à lui donner tous les caractères de l'albumine et de la lactoprotéine. Cette dernière expérience est donc bien concluante ; la caséine est la seule matière albuminoïde du lait ; substance éminemment *plastique*, elle tend toujours à se solubiliser dans les milieux neutres, acides ou alcalins, dans lesquels on la met en suspension, de manière à prendre différentes *formes*. Ce sont ces formes auxquelles on a donné les noms de lactoprotéine, d'albumine, etc.

Indépendamment de la solubilisation de la caséine sous l'influence du temps, dans l'eau pure, dans l'eau alcaline ou acide, il y a encore lieu de tenir compte de l'ingérence des microbes que M. Duclaux appelle les *grands liquéfacteurs de la caséine.*

Telles sont les conclusions des remarquables travaux de M. Duclaux (1) ; nous sommes heureux de constater qu'elles sont d'accord avec les résultats auxquels nous étions nous-

(1) *Du Lait*, par M. Duclaux, Paris 1887. Voir aussi sur *les matières albuminoïdes du Lait* par le même auteur. *(J. Pharmacie et Chimie* 1884. IX, page 332*)*.

même arrivé, résultats que nous avons signalés dans le *Rapport annuel du Bureau d'Hygiène de Reims pour 1883* (1884) et que nous demandons la permission de reproduire ici à peu près textuellement :

« Ce phénomène (précipitation incomplète de la caséine par l'acide acétique) se produit beaucoup plus souvent avec le lait de femme qu'avec le lait de vache dont la caséine se coagule beaucoup mieux ; il est, selon nous, la conséquence de ce que l'on voudra bien nous permettre d'appeler le *polymorphisme* de la caséine, en détournant ici ce mot de sa signification habituelle.

» Ce *polymorphisme* que nous avons eu l'occasion de constater bien des fois dans le cours de nos expériences n'est qu'une conséquence de celui de l'albumine. Pour nous, les variétés d'albumine connues sous les noms de métalbumine, de paralbumine, d'hydropisine, etc., ne sont que les *formes* d'une même substance dont les propriétés dépendent de diverses circonstances parmi lesquelles nous citerons l'influence du liquide lui-même. Combien de fois, en analysant un liquide séreux, avons-nous trouvé des matières albuminoïdes ne pouvant être rapportées à aucune variété connue d'albumine ! Devions-nous conclure à l'existence de nouvelles formes ? Evidemment non, car la multiplicité des termes de la classification suffit pour en montrer l'absurdité. Et, du reste, ce qui montre bien que les variétés d'albumine ne sont pas nettement définies, ce qui prouve leur *protéisme*, c'est que les auteurs ne leur attribuent pas toujours les mêmes propriétés ; ce qui, par exemple, est de la *métalbumine* pour les uns, n'en est pas pour les autres.

» Nous dirons plus, le passage d'une forme de l'albumine à une autre ne se fait pas par saut brusque, mais bien par dégradation insensible. Il ne faut donc pas s'étonner si cette variété d'albumine connue sous le nom de *caséine* n'a pas de propriétés absolument fixes ; ce sont ses principales formes que l'on désigne sous le nom de *caséine* proprement dite, d'*albumine* du lait, de *lactoprotéine*.

» Quand, dans la précipitation de la caséine par l'acide acétique, on ajoute un peu plus d'acide qu'il n'en faut, une portion de la caséine se redissout ; si on ajoute, avec précaution, de l'ammoniaque à la liqueur acide filtrée, il arrive un moment où de la caséine se sépare. Il est même impossible de précipiter exactement la caséine ; une partie reste toujours dissoute et c'est elle que, dans les analyses, on compte comme albumine et lactoprotéine.

» Avec le temps, du reste, la caséine tend toujours à se dissoudre dans les liquides où on la met en suspension ; c'est un fait facile à constater dans la pratique de l'analyse du lait. En effet, si l'on reprend le lavage d'un précipité de caséine le lendemain du jour où il a été obtenu, il arrive souvent que les eaux de lavage, limpides et exemptes de caséine la veille, en renferment maintenant une notable quantité. Cette caséine n'est pas entièrement en solution parfaite, car elle rend l'eau opaline, malgré des filtrations réitérées. Comme elle n'est pas non plus en suspension, nous lui avons donné le nom de *caséine à demi-solubilisée.* »

Après avoir eu connaissance du travail de M. Duclaux, nous pouvons ajouter aux considérations précédentes : Il semble qu'avant de se solubiliser complètement, la caséine coagulée passe par un état intermédiaire qui doit être l'*état colloïdal* de ce chimiste.

En résumé, les observations précédentes montrent que la caséine précipitée se comporte absolument comme la caséine du lait séparée par le filtre poreux ; elles montrent aussi, qu'en se solubilisant, la caséine précipitée donne naissance à de la *caséine à l'état colloïdal* (que nous avons nommée : *caséine à demi-solubilisée*) et aux autres albuminoïdes du lait.

§ 3. **Sucre de lait** (Syn.: Lactose, lactine.) — Ce sucre appartient à la classe des saccharoses ; sa formule est

$$C^{24} H^{22} O^{22} + H^2 O^2.$$

Il perd vers 150° ses deux équivalents d'eau de cristallisation. La fermentation lactique le transforme en acide lactique qui aigrit le lait et le fait tourner.

Au point de vue de l'analyse, les pouvoirs rotatoire et réducteur de la lactose nous intéressent seuls, puisque ce sont eux qui servent à déterminer sa proportion. On trouve, dans les traités d'analyse, de notables différences au sujet de ces pouvoirs ; il est donc nécessaire de préciser leur valeur.

Pouvoir rotatoire. — D'après M. Schmöger, le pouvoir rotatoire de la lactose hydratée est (1), à + 20°,

$$\alpha = + 52^\circ\ 32' \text{ soit } 52^\circ{,}32 \text{ centièmes.}$$

Celui de la lactose anhydre, à la même température, est

$$\alpha = + 55^\circ{,}30.$$

Les solutions de lactose dont s'est servi ce chimiste pour ses déterminations contenaient de 4 à 36 0/0 de ce sucre. Dans ces limites, la dilution serait sans influence sur le pouvoir rotatoire qui, au contraire, varierait un peu avec la température. Pour une température t, le pouvoir rotatoire devient :

$$\alpha = + 52^\circ{,}53 + 0{,}055\,(20 - t).$$

MM. G. Dennigès et E. Bonnans (2) ont vérifié l'exactitude de la formule de M. Schmöger ; ils ont reconnu que, pour les limites où ce chimiste s'est placé, les déviations qu'impriment les solutions de glucose au plan de polarisation de la lumière sont rigoureusement proportionnelles à la dilution ; le pouvoir rotatoire ne varie donc pas, dans ces conditions, avec la concentration.

Le pouvoir rotatoire variant de 0,055 pour chaque degré de température, on voit que ce coefficient de correction est sensiblement le millième du pouvoir rotatoire 52°53 ; puisque les déviations imprimées par les solutions de lactose sont proportionnelles à leur concentration, chaque degré de température, au-dessous de + 20°, amènera une correction additive du millième de cette déviation. Soit ρ, la déviation observée, dans un tube de n centimètres, à t°; à + 20° la déviation ρ aurait été :

$$x = \rho + \frac{\rho}{1000}(20 - t) \text{ ou}$$

$$x = \rho\,\frac{1020 - t}{1000} \text{ (MM. Dennigès et Bonnans).}$$

(1) Les déterminations qui suivent ont été faites avec le polarimètre à pénombre et la flamme monochromatique du sodium.

(2) *Pouvoir rotatoire et pouvoir réducteur* de la lactose ; par MM. G. Dennigès et E. Bonnans. (*J. Pharmacie et Chimie* 1888, t. XVII, pages 363 et 411).

On sait que 1° polarimétrique équivaut à 4°,615 saccharimétriques ; donc 52°,53 polar. valent 242°,42 sacch., soit sensiblement 242°,5 sacch.

D'autre part, le pouvoir rotatoire α d'une substance est égal à la déviation ρ qu'imprime à la lumière polarisée une solution renfermant 200 0/00 de cette substance, examinée dans un tube de 50 centimètres. En effet, on a, en appliquant la formule $\alpha = \frac{\rho V}{lp}$

$$\alpha = \frac{\rho \times 1000}{5 \times 200}$$

$$\text{ou } \alpha = \rho$$

Par conséquent :

52°,53 polar. = 242°,5 sacch. représentent la déviation que produirait une solution de lactose à 20 0/0 examinée dans un tube de 50 centimètres. Comme la déviation saccharimétrique donne le poids du sucre contenu dans 1000^{cc} d'une solution examinée dans un tube de 20 centimètres, il faut ramener à cette dernière condition la déviation 242°,5 obtenue par l'observation dans un tube de 50 centimètres. Cette déviation devient alors :

$$\frac{242°,5 \times 20}{50} = 97° \text{ sacch.}$$

Ainsi, 97° sacch. correspondent à 200 gr. et *1° sacch. représente 2 gr. 0618 de lactose hydraté par litre, soit sensiblement 2 gr. 062.* (1)

Il est facile de déduire du nombre précédent que *1° sacch. représente 1 gr. 9587, soit 1 gr. 96 de lactose anhydre.*

Pour effectuer les corrections relatives à la température, il faut multiplier ces nombres par le rapport inverse $\frac{1000}{1020-t}$ puisque la valeur du degré saccharimétrique est inversement proportionnel à la déviation. (MM. Dennigès et Bonnans).

Nos expériences personnelles nous ayant montré l'exactitude des résultats obtenus par M. Schmöger, nous adoptons les nombres précédents pour les valeurs du degré saccharimétrique en lactose anhydre et en lactose hydraté.

Pouvoir réducteur. — Poggiale a reconnu que le pouvoir réducteur de la lactose hydratée est à celui de la glucose

(1) L'*Agenda du chimiste* donne 2g074 ; ce nombre est trop élevé.

comme 136 est à 96. On voit que si 10^{c3} de la liqueur cupro-alcaline employée sont réduits par 0g05 de glucose, ils le seront par $0{,}05 \times \frac{136}{96}$ = 0g0708. M. Girard (1), tout en admettant le rapport donné par Poggiale, indique 0g067 comme la quantité de lactose hydratée équivalent à 0g05 de glucose. Il y a là évidemment une erreur de calcul.

MM. Dennigès et Bonnans ont trouvé que 0g05 de glucose ont le même pouvoir rotatoire que 0g0716 de lactose hydratée ; ce nombre est peu différent de celui de Poggiale que nous avons adopté.

§ 4. **Sels**. — Le lait renferme des *sels solubles* : chlorures de sodium et de potassium, phosphates et carbonates alcalins, lactates ; des *sels insolubles* : phosphates de chaux et de magnésie, des traces de fer.

Voici, d'après Filhol et Joly, la composition des cendres laissées par 1000 grammes de lait.

	Lait de vache	Lait de femme
Chlorure de sodium	0g81	1g35
— de potassium	3 41	0 41
Phosphate de chaux	3 87	3 95
— de soude	» »»	Traces
— de magnésie	0 87	0 27
— de fer	Traces	Traces
Fluorure de calcium	Traces	Traces
	8g96	5g98

On voit que ces cendres sont riches en phosphate de chaux, sel indispensable à la formation des eaux.

II

Méthode analytique suivie au Laboratoire

1° *Détermination de la densité*. — Pour une détermination exacte, on doit employer le flacon à densité ; mais, ce procédé n'étant pas assez rapide, nous nous servons habituellement

(1) Travail cité par MM. Dennigès et Bonnans dans leur mémoire précité.

du lactodensimètre de Quévenne, bien que cet instrument soit loin d'être parfait. En effet, pour le graduer, on se sert de solutions salines ; or, si l'on plonge successivement le densimètre dans une solution saline et dans un lait de même densité, il ne marquera pas le même degré parce que la tension capillaire des deux liquides n'est pas la même. (1) Comme elle est plus grande pour la solution saline que pour le lait, l'instrument s'enfonce moins dans ce dernier que dans le premier liquide et, par conséquent, indique, pour le lait, une densité plus forte que la densité réelle.

L'erreur est d'après M. Duclaux d'environ 1/1000 pour les modèles usuels de lactodensimètre.

Quoiqu'il en soit, nous n'accordons à la détermination de la densité qu'une importance très secondaire, au point de vue de la recherche de l'écrémage et de mouillage ; comme elle est prise à titre de simple renseignement, nous nous contenterons de cette approximation.

Dans les analyses de lait de femme, comme on dispose généralement de trop peu de liquide pour employer le lactodensimètre, nous déterminons simplement le poids de 5 à 10c3 de lait que nous introduisons dans un petit flacon taré maintenu bouché pendant la pesée. On détermine la densité en employant la formule $D = \frac{P}{V}$. Ce procédé, qui donne la densité à quelques dixièmes de milligramme près, est, par conséquent, plus exact que le lactodensimètre ; il doit lui être préféré quand on veut passer de l'analyse rapportée au volume à l'analyse rapportée au poids. Le mesurage d'un volume étant plus expéditif que la pesée, c'est au litre de lait que nous rapportons nos dosages. Une objection que l'on fait habituellement à cette méthode, c'est que les pipettes que l'on trouve dans le commerce sont jaugées à l'eau. Or, on suppose que le lait et l'eau, ne laissant pas sur les parois d'une même pipette des couches de liquide de même épaisseur, le volume de lait écoulé ne sera pas égal à celui de l'eau. Mais, si l'on détermine très exactement la densité d'un lait par la méthode du

(1) Voir Duclaux. *Théorie élémentaire de la capillarité et influence de la tension superficielle des liquides sur les mesures aréométriques.* (*Journal de physique*, tome I, 1872).

flacon puis par la pesée d'un certain volume de ce liquide, on reconnaît que les deux déterminations sont sensiblement concordantes. On peut donc mesurer le lait avec des pipettes ordinaires, à la condition de donner le temps au liquide de s'écouler aussi complètement que possible.

2° *Dosage des matières fixes.* — L'ensemble de ces matières, ou *extrait*, comprend le beurre, le sucre, la caséine et les sels. L'extrait étant fort altérable, son dosage exige de grandes précautions. Nous opérons sur 10^{c3}, de lait que nous introduisons dans une capsule de porcelaine à fond plat, offrant une surface suffisante pour que le liquide n'ait qu'une faible épaisseur.

L'évaporation se fait au bain-marie ; la dessiccation est achevée à l'étuve à air chaud de Wiesnegg, maintenue à 95° par le régulateur de M. d'Arsonval.

Pendant la dessiccation, l'extrait jaunit, puis brunit plus ou moins ; sa couleur se fonce d'autant plus que la température est plus élevée ou que, la température restant constante, l'opération est prolongée davantage. Si l'on opère la dessiccation de deux prises égales d'un même échantillon de lait, à deux températures différentes, 95° et 100° par exemple, on trouve que le poids de l'extrait obtenu à la température la plus élevée est toujours inférieur à celui obtenu à l'autre température. D'où il résulte que les dosages des matières fixes du lait doivent, pour être comparables, être effectués dans les mêmes conditions de température et, nous ajouterons, autant que possible de durée. Or, si l'on consulte les auteurs qui ont traité de l'analyse du lait, on voit qu'ils opéraient à des températures différentes et souvent trop élevées : Doyère, à 120°; Filhol et Jolly, à 110° ; Boussingault, à 100°, etc. Au contraire, et avec raison, M. Marchand, de Fécamp, évapore le lait à 85° ; le laboratoire municipal de Paris, à 95° ; c'est cette dernière température que nous avons adoptée. A cette température, le dosage des matières fixes s'effectue dans de bonnes conditions ; cependant le changement de couleur qu'éprouve presque toujours l'extrait montre que l'on ne peut complètement éviter son altération, que l'on ne peut que la diminuer. Si la dessiccation est effectuée sans interruption et sans abaissement de la température, c'est-à-dire *le plus rapidement* possible, l'altération est négligeable. Comme, en général, l'extrait perd continuellement de son poids, même la température restant constante, nous considérons la dessiccation comme terminée quand deux pesées successives, faites à une demi-heure d'intervalle au moins, n'accusent pas une différence de plus de 0g001 à 0g002, ce qui correspond, pour un litre, à 0g1 à 0g2 de matières fixes ; c'est là, selon nous, toute l'approximation que l'on peut demander au procédé. (1)

3° *Dosage des sels.* — L'extrait obtenu dans l'opération précédente est incinéré à la température du rouge sombre. Pour doser l'*acide phosphorique* contenu dans ces cendres, nous employons le procédé de M. Joulie : précipitation de la solution des cendres dans l'acide chlorhydrique par le citrate de magnésie et l'ammoniaque ; redissolution du précipité et titrage avec le nitrate d'urane conformément aux indications de ce chimiste.

4° *Dosage du beurre.* — Nous évaporons 10c3 de lait mélangé à environ 5 gr. de sable fin bien sec, en ayant soin d'empêcher la matière de s'attacher aux parois de la petite capsule dans laquelle se fait l'évaporation. De cette façon, on peut retirer toute la matière sèche après l'avoir pulvérisée dans la capsule même, au moyen d'un pilon en verre.

La poudre obtenue est introduite dans un tube en verre effilé à une extrémité que l'on a garnie d'amiante. On épuise la matière avec de l'éther, tant que ce liquide dissout du beurre, ce que l'on reconnaît en évaporant de temps en temps une goutte ou deux de la solution éthérée sur une lame de verre.

La solution de beurre est reçue dans une petite capsule tarée ; on laisse évaporer spontanément l'éther et on finit de sécher la matière grasse à + 100°. Quelquefois, nous employons le procédé de M. Adam, mais, s'il réussit toujours avec des laits purs et obtenus depuis peu de temps, il présente

(1) On voit qu'ici nos expériences ne concordent pas avec celles de M. Duclaux qui a reconnu que l'extrait du lait obtenu à 80° ne changeait pas sensiblement de poids quand on le portait à 108°. Il est possible que ces résultats tiennent aux conditions différentes dans lesquelles cet habile chimiste et nous opérons.

souvent avec les autres laits l'inconvénient suivant : entre la couche éthérée et la solution aqueuse ammoniacale de caséine, lactose, etc., il se forme des flocons blanchâtres, ce qui rend incertaine la délimitation de ces deux couches. Ces flocons ne sont pas de la caséine, comme on pourrait le croire car, selon M. Esbach (1), si on les reçoit sur un filtre et si on les arrose d'éther, ils disparaissent. Ils sont donc constitués par une variété de graisse résistant à l'éther alcoolisé mêlé d'eau.

5° *Dosage du sucre de lait.* — En général, dans le lait de vache nous dosons le sucre au polarimètre après clarification par le sous-acétate de plomb. On dilue à 1/10 du sous-acétate de plomb officinal en ajoutant de l'eau et quelques gouttes d'acide acétique pour faire disparaître le trouble laiteux. On ajoute au lait son volume de la solution plombique, on agite et on filtre ; la liqueur claire est examinée dans le tube de 20 cent. En multipliant le nombre de degrés trouvés par $2 \times 2.062 \frac{1000}{1020-t}$, on a la quantité de lactine existant dans un litre de lait, t étant la température à laquelle l'observation a été faite.

On peut encore doser le sucre de lait par la liqueur cupro-alcaline ; c'est le procédé que nous employons dans les analyses qui demandent une grande exactitude. Nous l'employons toujours pour le lait de femme qui est le plus souvent impossible de clarifier par le sous-acétate de plomb et dont la quantité, mise à la disposition du chimiste, est rarement suffisante pour une analyse comportant un examen polarimétrique. Nous effectuons ce dosage sur le mélange de sable et de lait desséché qui a été dépouillé du beurre par l'éther. Le résidu, toujours contenu dans le tube effilé où s'est fait ce traitement, est épuisé par l'eau, de façon à obtenir 100^{c3} de liquide que l'on introduit dans une burette graduée en dixièmes de centimètres cubes. On détermine le volume qu'on doit en employer pour décolorer 10^{cm3} d'une liqueur cupro-alcaline représentant environ $0^{g}05$ de glucose pour 10^{cm3}.

Esbach. *Analyse complète du lait*, Paris 1881, (Bréwer frères).

La liqueur cupro-alcaline que nous employons est préparée selon la formule de Violette :

Sulfate de cuivre pur, sec et non effleuri. . 34g64
Eau distillée . . . . 140 »

faites dissoudre à une chaleur modérée.

D'autre part, préparez une seconde dissolution composée de :

Sel de Seignette 187g
Lessive de soude caustique à 24° B = 1,99 D. 500c3

Opérez cette dissolution dans une carafe jaugée d'un litre. Versez peu à peu la dissolution cuivrique dans la solution alcaline de sel de Seignette ; agitez pour dissoudre le précipité et étendez d'eau de manière à former un volume de 1 litre à la température de + 15° c.

Cette liqueur doit être conservée dans des flacons maintenus autant que possible à l'abri de la lumière.

10c3 correspondent à 0g05 de glucose ou à 0g0708 de lactose. Néanmoins il faut vérifier ce titre, non seulement après la préparation de la liqueur, mais de temps en temps car il peut varier. La liqueur servant à la vérification est une solution contenant exactement 0g05 de sucre interverti pour 10c3. Pour la préparer, on dissout 0g95 de sucre candi pulvérisé blanc et parfaitement séché à 100° dans une fiole à à fond plat jaugée à 200c3. On ajoute environ 100c3 d'eau acidulée contenant 2 gr. d'acide sulfurique pur et concentré et l'on fait bouillir la liqueur pendant 15 à 20 minutes ou, ce qui est bien préférable, on chauffe au bain-marie pendant une demi-heure.

On a ainsi transformé les 0g95 de saccharose en 1 gr. de sucre interverti. On laisse alors refroidir la fiole jusqu'à ce que la température soit descendue à + 15° ; on complète, avec de l'eau, le volume de 200c3 et on agite pour mélanger les couches liquides. Pour déterminer la quantité de sucre interverti correspondant à 10c3, on note le volume de liqueur sucrée qu'il faut leur ajouter pour les décolorer à l'ébullition ; nous avons dit tout à l'heure que 10c3 de cette dernière contenait exactement 0g05 de glucose équivalant à 0g0708 de lactose.

Avec M. Violette, nous préférons aux ballons et aux capsules employés généralement pour faire le titrage, des tubes à essais qui permettent de saisir plus exactement le terme de la réaction. Ces tubes ont de 20 à 22 millimètres de largeur sur 22 à 24 centimètres de longueur. On y introduit 10^{c3} de liqueur cupro-potassique avec quelques fragments de pierre ponce calcinée et lavée et on chauffe en tenant le tube légèrement incliné. La pierre ponce est destinée à rendre l'ébullition régulière et à empêcher toute projection du liquide bouillant. On ajoute peu à peu la solution sucrée contenue dans une burette graduée en 1/10 de cent. cubes, jusqu'à ce que la décoloration de la liqueur soit complète; dans ces conditions, le moment où ce résultat est atteint est extrêmement facile à saisir.

6° *Dosage de la caséine.* — De nos observations et de nos expériences appuyées par celles de M. E. Duclaux, il résulte :

1° Que la précipitation de la caséine par l'acide acétique est une opération incertaine dépendant de la dilution de la liqueur et de la quantité d'acide employée ;

2° Que le lavage trop prolongé du *coagulum* peut déterminer la solubilisation d'une partie de la caséine (influence de l'eau elle-même, des microbes) ;

3° Qu'il est préférable de doser en bloc les albuminoïdes du lait puisque ces corps ne sont que des formes de la caséine insoluble dans les liqueurs très faiblement acidulées (Duclaux) et puisqu'il peut même arriver que l'albumine et la lactoprotéine prennent naissance pendant l'analyse même.

Jusqu'à présent, le meilleur moyen d'obtenir le poids de l'ensemble des matières albuminoïdes du lait, consiste donc à le déterminer par différence, c'est-à-dire que, pour l'avoir, il suffit de retrancher du poids de l'extrait la somme des poids des autres principes déterminés aussi exactement que possible.

A cette manière de procéder, on peut objecter que le lait ne renferme pas que du beurre, de la caséine, du sucre et des sels. Cela est vrai, mais, comme le poids total des autres substances (urée, créatinine, etc.) n'atteint que quelques décigrammes par litre, on peut les négliger sans aucun inconvénient.

La méthode d'analyse du lait que nous venons d'exposer longuement est exacte, d'une grande simplicité d'exécution et ne nécessite aucun appareil particulier. Le seul reproche qu'on puisse lui faire, c'est le temps assez long qu'elle exige, mais elle partage ce défaut avec toutes les autres méthodes. En effet, il n'existe de procédés rapides de dosage que pour le sucre et le beurre ; or celui que nous préconisons pour le beurre est beaucoup moins long que le dosage de l'extrait dont cependant on ne peut se dispenser, de sorte que, si on les commence en même temps, le premier est terminé plusieurs heures avant le second. De plus, il présente cet avantage que l'on peut faire simultanément plusieurs déterminations de beurre en employant un bain-marie à niveau constant dont le disque est percé d'un nombre de trous égal à celui des capsules renfermant les prises d'essais mélangées de sable ; on a soin de numéroter les capsules afin d'éviter toute confusion. Les tubes, contenant la matière desséchée, sont placés sur un même support, au-dessus de capsules portant les mêmes numéros que les premières.

Le procédé employé à notre Laboratoire est beaucoup plus facile que celui d'Adam lequel, de plus, expose à des mécomptes; par suite de la délimitation quelquefois imparfaite des deux couches.

Cet inconvénient se produit assez souvent avec le lait de la région rémoise ; cela tient peut-être à la stabulation constante des vaches. Il se produit rarement, selon M. Esbach, quand les vaches vont à l'herbe.

Quant au procédé de M. Marchand, il est bien inférieur à celui d'Adam, qui, cependant, il est juste de le reconnaître, n'est qu'un perfectionnement du précédent. Le lactobutyromètre est un instrument précieux dans une ferme, mais il est trop incertain pour être employé dans une analyse rigoureuse, dans une expertise. Cette incertitude provient de ce que la couche éthérée ne renferme pas une fraction constante de la totalité du beurre ; c'est un fait constaté par tous les chimistes qui ont employé le procédé si élégant de M. Marchand.

Enfin, un grand avantage de l'évaporation du mélange de lait et de sable, c'est que la matière dont on a enlevé le beurre par l'éther se prête au dosage du sucre. En lessivant par l'eau, on introduit toute la lactose de 10c3 de lait dans un volume connu de solution (100c3 ou seulement 50c3 dans les laits pauvres) ; on sait donc d'une façon précise le poids du sucre contenu dans le lait, tandis que le dosage dans le lait clarifié par le sous-acétate de plomb comporte toujours une certaine erreur, à cause de la difficulté que l'on éprouve à tenir compte exactement du volume du précipité.

III

Lait de vache

§ 1. **Lait de vaches saines.** — Dans le tableau *A*, nous avons réuni 25 analyses de laits purs provenant de Reims et de ses environs.

Bien que le tableau *A* ne comprenne que 25 analyses, nous pouvons considérer la moyenne que nous en déduisons comme étant aussi rapprochée que possible de la réalité ; en effet : 1° les échantillons proviennent de localités très différentes ; 2° ces échantillons représentent souvent le mélange des traites d'un grand nombre de vaches ; 3° les vaches étaient soumises à une alimentation variée.

Les vaches des étables de Reims et de ses environs appartiennent presque toutes à la race hollandaise, quelquefois croisée de durham ; elles ne quittent jamais l'étable et, comme cela a lieu dans toutes les grandes villes, on fait entrer dans leur alimentation des tourteaux, des pulpes, des drêches. Dans le tableau précédent, on ne trouve pas d'analyses du lait de vaches nourries avec les tourteaux ; c'est que cette alimentation est exceptionnelle dans la région que nous habitons. Or, les tourteaux modifient complètement la composition du lait, comme on le verra bientôt ; si donc nous avions introduit, dans le tableau *A*, des analyses de lait de vaches soumises à cette alimention, notre moyenne n'aurait plus représenté la composition du lait *marchand* pur ; c'est donc légitimement que nous les avons omises.

A. — ANALYSES DE LAITS PURS DE

Nos D'ORDRE	PROVENANCE des ÉCHANTILLONS DE LAIT	DATES des ANALYSES	MOMENT de la TRAITE	DENSITÉ	EXTRAIT à + 95°	BEURRE	CASÉINE (mat. albuminoïdes totales)	LACTINE
		1883			gr.	gr.	gr.	gr.
1	Étable A, Cormontreuil........	28 Avril.	soir.	1.0340	130 20	36.90	32.22	53.4
2	— A, —	12 Juillet.	matin.	»	125.90	36.20	29.74	53.
3	— B, Reims...............	24 Juillet.	matin.	1.0300	123.40	30.80	33.15	52.
4	— B, —	6 Octobre.	matin.	1.0290	115.20	37.20	31.62	41.
5	— B, —	12 Octobre.	soir.	1.0318	121.30	30.20	38.49	45.
6	— C, Baslieux............	12 Octobre.	soir.	1.0324	123 90	33.40	31.57	52.
7	— B, Reims,.............	13 Octobre.	matin.	1.0317	133.40	39.60	35.67	52.
8	— C, Baslieux............	13 Octobre.	matin.	1.0310	115.60	30.70	31.26	46.
9	— C, —	29 Octobre.	soir.	1.0318	130.30	41.80	31.88	49.
10	— C, —	29 Octobre.	soir.	1.0330	136.30	39.40	35.47	54.
11	— C, —	29 Octobre.	soir.	1.0290	119.70	40.90	31.33	40.
12	— C. —	9 Novembre.	soir.	1.0342	128.90	36 50	30.40	55.
13	— B, Reims..............	24 Novembre.	matin.	1.0334	128.90	37.40	31.56	52.
14	— D, —	4 Décembre.	matin et soir	1.0334	130.50	38.01	33.28	52.
		1884						
15	— E, —	4 Avril.	matin.	1.0264	110 60	31.40	34.40	40.
16	— E, —	6 Avril.	matin.	1.0325	119.60	32.90	33.76	47.
17	— D, —	20 Mai.	matin.	»	125.70	32.70	32.05	54.
18	— D, —	27 Mai.	»	1.0310	124.60	31.40	34.07	52.
19	— B, —	7 Juin.	»	1.0318	123.30	37.30	35.17	52.
		1887						
20	— F, —	17 Avril.	»	1.0335	129.40	36.60	33.33	52.
21	— G, Courcelles..........	27 Novembre.	»	»	130.20	40 90	35.96	46.
		1888						
22	— H, Boult-sur-Suippe....	31 Mars.	»	1.0324	121.40	33.00	37.12	44.
23	— H, —	19 Mai.	»	1.0304	117.70	31 30	35.71	42.
24	Plusieurs étables de la banlieue	21 Mai.	»	1.0300	124.10	39.50	34.27	44.
25	Ferme des Monts-Fournois....	8 Juin.	»	»	143 90	54.80	34.60	47.
	Moyenne....................	....	....	1.0315	125.72	36.43	33.52	49.
	Richesse maxima.......... .	....»	... .	1.0342	143.90	54.80	38.49	55.
	Richesse minima............	....	....	1.0264	110.60	30.20	29.74	40.

ION DE REIMS (*Composition par litre*).

	RACE DES VACHES	ALIMENTATION DES VACHES
s	»	Drêches et fourrages.
	»	Drêches, fourrages secs, herbes vertes.
	Hollandaises.......	Grain cuit, son, foin, herbe.
	id.	Foin de luzerne et trèfle, seigle cuit et son, paille d'avoine et lentilles.
	id.	mat. {betteraves, son, avoine} midi {feuilles de betteraves} soir {betteraves, son, foin} nuit {paille lentilles}
	Hollandaise croisée	Feuilles de moutarde, regain de luzerne, paille.
s	Hollandaises	Même alimentation qu'au n° 5.
	Hollandaise croisée.	Feuilles de moutarde, regain de luzerne, paille.
	id.	id. id.
	id.	id. id.
	id.	id. id.
	id.	Seigle cuit et mélangé de menue paille, menu foin, betteraves hachées, son.
s	Hollandaises	Matin : betteraves, son.— Midi : son, foin.— Soir : betteraves, foin.
	Hollandaises, quelq.-unes ardennaises et normandes.	Matin et soir : son, germes de brasserie, drêches, quelquefois betteraves coupées.
	Meusienne.........	En partie drêches.
	id.	id.
s	Hollandaises, quelq.-unes ardennaises et normandes.	Pulpes de betteraves, paille coupée, mêlée de son et de drêches.
	id.	id. id.
	Hollandaises	Sainfoin et luzerne, deux fois par jour; son et foin barboté, une fois par jour; fourrage, paille d'avoine pour la nuit.
	»	»
rs	»	»
	»	»
	»	»
rs	»	»
	Vache du pays.....	»

On considère la stabulation permanente comme une mauvaise condition de la production du lait ; et, de fait, à quelques lieues de Reims, dans le département de l'Aisne, les vaches qui vont au pâturage fournissent un lait bien plus riche ; c'est ainsi qu'un lait provenant d'animaux nourris dans les *herbages du Nord* nous a fourni :

Beurre	42g00
Caséine	35 15
Lactose	54 45
Sels	6 40
Extrait à + 95°	138g00

La densité était de 1,032 à + 15°.

Ce lait est bien supérieur à notre *lait moyen* ; remarquons que ces différences tiennent surtout à l'alimentation des vaches et à leur stabulation plus ou moins prolongée, car celles de la Marne, comme celles de l'Aisne dont nous avons analysé le lait, appartiennent, presque toujours, à la race hollandaise.

Dans l'arrondissement de Reims, l'absence presque complète de pâturages, obligeant les vaches à une stabulation permanente, il est de toute nécessité, pour les maintenir en bonne santé, de leur donner des quantités d'air et de lumière suffisantes. L'expérience montre que, dans des étables bien construites, non seulement les vaches se portent bien, mais que leur lait peut acquérir une qualité supérieure. La composition du lait n° 25 (tableau *A*) est la preuve de la seconde assertion, car il est exceptionnellement riche en beurre. L'analyse faite quelque temps avant, nous avait donné les mêmes résultats. Il est important de remarquer que l'animal qui l'a fourni ne recevait qu'une alimentation normale.

Il existe depuis peu de temps à Reims, quelques étables où l'on force la production du lait en donnant aux vaches des drêches, des tourteaux, des pulpes de betteraves mêlés à du foin haché ; *les locaux sont presque complètement privés d'air et de lumière*, leur température est toujours maintenue entre 15 et 20°. Cette privation d'air et de lumière, cette lactation exagérée nous semblent les conditions les plus favorables à l'éclosion de la phtisie, aussi pensons-nous que ces étables devraient être l'objet d'une enquête sérieuse.

Dans sa statistique agricole (1), M. Noël-Bretagne évalue de 3,000 à 4,000 litres, la quantité de lait fournie annuellement par une vache hollandaise ; ces quantités donnent une quantité journalière de 8l22 à 10l95. Ainsi que nous le montrent des renseignements certains, c'est précisément le rendement moyen que l'on obtient dans les étables rémoises dirigées d'une façon intelligente.

Dans les grandes fermes où des vaches nombreuses ne sont plus élevées exclusivement au point de vue de l'industrie laitière, mais où on les fait travailler et se reproduire, la quantité moyenne de lait, par bête et par jour, s'abaisse souvent à 6 litres. Ce fait ne tient pas seulement à ce qu'à certains moments il y a des vaches prêtes à vêler, mais aussi à ce que le travail diminue le rendement en lait.

Si au lieu de déterminer le rendement par bête sur l'ensemble de la production d'une étable nombreuse, on prend les vaches séparément, on remarque de grandes différences. Les unes ne donnent que 7 à 8 litres de lait, les autres 10, d'autres enfin, plus rarement, en fournissent jusqu'à 20 lit. Ces différences s'expliquent par la date plus ou moins éloignée du vêlage, par l'âge de la vache, etc. Du reste, la production du lait, par un même animal, n'est pas constante et peut varier notablement dans l'espace de quelques jours. Mais, en définitive, une bonne vache produira toujours annuellement 3 à 4,000 litres de lait.

Millon et Commaille ont trouvé que, de tous les principes du lait, celui dont la proportion change le moins, malgré les diversités de race et d'origine, est la caséine. Selon nous, cette remarque s'adresse plus exactement à l'ensemble des matières albuminoïdes totales ; le tableau *B*, où se trouvent réunies des analyses de lait d'origines très différentes montrent quelles faibles variations éprouvent ces matières.

(1) *Journal officiel*, 17 déc. 1882.

B — **Moyennes de quelques analyses (rapportées au litre)**

	Matièr es fixes à 95°	Beurre	Lactine	Matières albuminoïdes	Sels
	gr.	gr.	gr.	gr.	gr.
86 échantillons de lait de la banlieue de Paris (1)..	136.67	42.23	50.66	33.80	».»»
Vaches nourries aux drêches (2)...............	131.10	40.96	49.39	34.25	6.50
Vaches non nourries aux drêches (2)...........	128.70	40.09	48.81	33.60	6.20
Moyenne du tableau A (Lajoux)..............	125.72	36.43	49.10	33.52	6.66
Laits pris dans les fermes des env. de Paris (Adam)(3)	135.70	42.»»	52.80	33.30	7.60

INFLUENCE DE LA DURÉE DU SÉJOUR DU LAIT DANS LES MAMELLES SUR SA COMPOSITION. — Nous avons fait traire à six heures du matin une vache qui avait déjà été traite *aussi complètement que possible* trois heures avant ; voici la composition du lait :

Beurre	22g 20
Lactose....................	41 14
Matières albuminoïdes	34 76
Sels......................	6 30
Extrait séché à + 95°........	104g 40

La vache était saine, mais à cause de la traite précédente, on avait eu de la peine à obtenir le lait nécessaire à l'analyse.

On voit que ce lait était fort pauvre en beurre, mais (*et ce point vient encore à l'appui de notre proposition précédente)* le poids des matières albuminoïdes était toujours normal.

Ces faits s'expliquent facilement en admettant que le beurre se forme dans les glandes mammaires, tandis que la caséine se produit par une simple modification de la sérine du sang, probablement sous l'influence d'un ferment. Il est indispensable de remarquer que le lait de la première traite était de bonne qualité, il renfermait 53gr25 de lactose par litre ; qu'on veuille bien également remarquer que ce fait n'est pas isolé, mais que nous avons eu plusieurs fois l'occasion de l'observer.

(1) *Documents sur les falsifications des matières alimentaires* et sur les Travaux du Laboratoire municipal de Paris, 1882, p. 250.

(2) *Revue d'Hygiène et de Police sanitaire*, 20 mai 1883. *La nourriture des vaches et le lait*, par M. Ch. Girard, n° 5, p. 400.

(3) *Documents sur les falsifications des matières alimentaires* et sur les Travaux du Laboratoire municipal de Paris, 1885, p. 297.

Composition des différentes portions d'une même traite.— Filhol et Joly ont montré que, pour un même sujet, le beurre augmente dans le lait à mesure que la traite se prolonge ; d'autres chimistes ont vérifié cette observation. Nos expériences prouvent aussi son exactitude, mais elles montrent encore que les matières albuminoïdes varient, dans des limites plus étroites et qu'il en est de même pour la lactose.

Les tableaux *C* et *D* donnent les résultats de deux séries d'analyses ; on a recueilli séparément trois portions de lait de 200c3 chacune du pis droit de devant d'une vache ; la première portion a été recueillie au commencement de la traite, la seconde vers le milieu et la troisième tout à fait à la fin. Le tableau *C* donne les analyses de ces trois prises. Le tableau *D* donne la composition de trois prises de lait effectuées d'une façon identique, presqu'au même moment, au pis droit de derrière de la même vache.

C — **Pis droit de devant**

	Matières fixes à 95°	Beurre	Lactine	Matières albuminoïdes	Sels
	gr.	gr.	gr.	gr.	gr.
1re portion	100.»»	11.90	51.31	31.69	5.10
2e —	116.50	21.30	53.38	36.22	5.60
3e —	133.10	43.10	51.31	33.39	5.30
MOYENNE	116.53	25.43	52.»»	33.76	5.33

D — **Pis droit de derrière**

	Matières fixes à 95°	Beurre	Lactine	Matières albuminoïdes	Sels
	gr.	gr.	gr.	gr.	gr.
1re portion	106.80	12.30	51.10	37.60	5.80
2e —	126.10	31.70	51.78	35.52	7.10
3e —	145.»»	54.20	52.47	31.53	6.80
MOYENNE	125.96	32.73	51.78	34.88	6.56

On peut s'expliquer pourquoi les proportions de la lactine et des matières albuminoïdes varient peu aux différentes époques de la traite ; en effet, les matières albuminoïdes proviennent très probablement de la sérine du sang ; quant au sucre, il est, lui aussi, simplement excrété par les glandes mammaires. Cette excrétion du sucre par les mamelles a été prouvée par M. Paul Bert (1).

Le beurre est une sécrétion des glandes, mais il est difficile de donner la raison pour laquelle sa proportion augmente depuis le commencement de la traite jusqu'à la fin ; on a cependant émis plusieurs hypothèses à ce sujet. On a dit que, les mamelles des animaux étant pendantes, la crème montait à la partie supérieure du liquide et se trouvait ainsi éloignée des pis. Cette explication ne saurait être admise ; en effet, le lait est disséminé dans les conduits galactophores dont la ténuité doit s'opposer à la séparation de la crème. De plus, Reiset a observé les mêmes variations de composition pour le lait de femme dont les mamelles cependant ne sont pas pendantes.

L'explication fournie par Heynsius est plus vraisemblable : le beurre se formerait dans les ramifications les plus fines des glandes mammaires et y resterait plus ou moins adhérent. Un liquide, moins riche en globules gras et d'une composition plus homogène, s'accumulerait dans les conduits volumineux. Ce liquide serait sécrété le premier, tandis que le lait le plus riche en beurre, provenant des conduits les plus fins, ne serait obtenu que par une succion prolongée.

Différence de composition du lait fourni par les quatre pis d'une même vache. — Les tableaux *A* et *B* montrent que le lait fourni par deux pis d'une même vache est bien différent à toutes les époques de la traite.

Nous avons fait encore, à ce sujet, deux autres séries d'expériences. On a trait simultanément les quatre pis d'une vache le 25 juin 1886, et nous avons analysé les 150 *premiers* centimètres cubes de chaque échantillon du lait recueilli (tableau *E*). Le 3 juillet suivant, nous avons fait les mêmes

(1) *Bul. soc. de biologie*, 5 avril 1884.

prises de lait ; le tableau *F* donne la composition des quatre nouveaux échantillons.

E — Analyse du lait fourni par les quatre pis d'une vache (rapportée au litre)

25 Juin — Commencement de la traite

	Extrait à 95°	Beurre	Lactine	Matières albuminoïdes	Sels
	gr.	gr.	gr.	gr.	gr.
Pis droit d'avant..........	102.10	16.80	42.89	35.61	6.80
— d'arrière........	104.80	13 10	49 65	37.05	5.60
Pis gauche d'avant........	96.40	12.80	43.34	33.66	6.60
— d'arrière.......	102.50	7.94	53.38	35.48	5.70
Moyenne.....	101.45	12.66	47.16	35.45	6 17

F — Analyse du lait fourni par les quatre pis d'une vache (la même que ci-dessus) (rapportée au litre)

3 Juillet — Commencement de la traite

	Extrait à 95°	Beurre	Lactine	Matières albuminoïdes	Sels
	gr.	gr.	gr	gr.	gr.
Pis droit d'avant..........	100.»»	11.90	51.31	31.69	5.10
— d'arrière........	106.80	12.30	51.10	37 60	5.80
Pis gauche d'avant........	103.30	8.80	43.34	44.56	6.60
— d'arrière.......	103.20	9.50	50.85	36.75	6.10
Moyenne.....	103.32	10.62	49.15	37.65	5.90

Influence des tourteaux sur la composition du lait. — Les vaches d'une étable de Reims donnaient un lait dont la composition était voisine de notre moyenne ; leur nourriture était ainsi composée ; en 1887, par tête :

1° De mai à septembre	Paille d'avoine ou menue-paille...	2 kil.
	Son..........	2 »
	Herbe fraîche, environ...	50 »
2° D'octobre à février	Paille coupée................	2 kil.
	Son......................	2 »
	Betteraves fourragères...........	40 »

On fait alors entrer les tourteaux dans l'alimentation des vaches ; on leur donne :

3° De février en avril	Paille coupée	2 kil.
	Son	2 »
	Tourteaux de lin ou de coton	2 »
	Betteraves fourragères	20 »

La composition du lait est, sous cette influence, complètement modifiée ; une analyse faite le 30 mars nous donne les résultats suivants :

Beurre	42.90
Caséine	47.36
Lactose	46.54
Sels	7.50
	144.30

La densité était de 1,0344 à + 15°.

Le lait est donc enrichi en beurre et en caséine ; l'augmentation de cette dernière est surtout remarquable puisque nous avons vu que sa proportion moyenne est de 33g52 par litre, et qu'elle oscille entre 30 et 38 gr., en nombres ronds. Ces changements ne peuvent être dus aux betteraves, car les les observations de MM. Chevallier et d'Henry prouveraient plutôt qu'elles diminueraient le beurre, la caséine et les sels, et augmenteraient seulement la lactose. Du reste, pour établir nettement l'influence des tourteaux, en même temps qu'on soumettait une partie des vaches à l'alimentation n° 3, d'autres vaches étaient soumises au régime n° 4, dans lequel il n'entre pas de betteraves, et qui, dans cette étable, est donné aux animaux d'août à mars :

4°	Paille coupée	2 kil.
	Foin coupé	2 »
	Son	2 »
	Tourteaux de lin ou de coton	2 »

Voici la composition du lait des vaches soumises à ce régime déterminée le 30 mars, c'est-à-dire le jour même où l'analyse précédente a été faite :

Beurre	41.50
Caséine	51.21
Lactose	42.89
Sels	6.90
	142.50

La densité était égale à 1,0339 à + 15°.

Ainsi donc, il nous semble bien prouvé que les tourteaux ont pour effet d'augmenter non seulement la proportion du beurre, ce qu'il était facile de prévoir, mais aussi, et dans une proportion beaucoup plus considérable, celle des matières azotées. Ce dernier résultat est particulièrement intéressant, étant données les faibles variations qu'éprouve la caséine dans les conditions ordinaires.

§ 2 **Lait de vaches castrées.** — *La castration* ou *bœuvonnage*, consiste en l'ablation des ovaires ; elle a pour but, selon une définition élégante de M. R. Gouin (1), de « supprimer la vie de l'espèce pour ne laisser subsister que celle de l'individu, » condition favorable à l'engraissement et à la lactation. Cette opération, connue depuis très longtemps ne présentait guère qu'un intérêt scientifique à cause des difficultés qu'elle présentait ; aujourd'hui, grâce aux travaux de notre vénérable ami M. Charlier, la castration se fait avec la plus grande facilité et sans aucun danger pour l'animal. Le vétérinaire, le chimiste, l'agriculteur, tous ceux, en un mot, qui s'occupent de la production du lait, du beurre, du fromage et de la viande de boucherie connaissent la persévérance et le zèle que met M. Charlier à pratiquer et à démontrer son procédé de castration par la voie vaginale. Il n'entre pas dans notre cadre de décrire avec détails le procédé opératoire de cette ingénieuse opération ; néanmoins, convaincu des immenses services qu'elle peut rendre, surtout dans une contrée où, comme aux environs de Reims, les pâturages sont rares, et, par conséquent, où les vaches ne servent guère qu'à la production du lait, nous pensons faire œuvre utile en exposant brièvement le mode opératoire de M. Charlier. Cet

(1) *La castration des vaches*. — R. Gouin. (*Journal d'Agriculture pratique* 1889, 1. page 26 et suivantes).

exposé fait, pour ainsi dire, sous la dictée de l'auteur, montrera combien cette méthode est pratique. L'opération consiste à faire avec un bistouri en serpette dont la lame sort et rentre dans son manche pour ne point blesser l'animal, une incision longitudinale de 5 à 6 centimètres, à la paroi supérieure du vagin ; à travers cette incision, l'opérateur va chercher avec l'index et le médium de la main gauche les ovaires qu'il trouve flottants en avant du bassin, à droite et à gauche du col de l'utérus. Il les attire tour à tour dans le canal vaginal et les extirpe par la torsion, jusqu'à rupture du ligament et des vaisseaux ovariques pour assurer l'hémostase.

En 15 ou 20 minutes, la vache qui ne doit plus reproduire est stérilisée, pour ainsi dire sans douleur, puisque, laissée à sa place dans l'étable, elle ne se livre à aucun mouvement désordonné, comme cela arrivait toujours quand la castration se faisait par une large ouverture au flanc; on extirpait les organes par cette grande plaie, qu'il fallait rapprocher ensuite au moyen d'une suture. C'était une véritable opération césarienne, d'autant plus grave qu'on ne connaissait pas l'antiseptie, aussi était-elle abandonnée depuis longtemps.

La castration a pour effet :

1° De favoriser l'engraissement, résultat incontestable, mais dont nous n'avons pas à nous occuper ici ;

2° De prolonger la durée de la lactation, tout en augmentant et en améliorant souvent la qualité du lait.

Evidemment, cette opération n'est pas conseillée pour les vaches à veaux, mais seulement pour celles qui n'en font pas ou qui n'en doivent plus faire: les taurelières, les mauvaises laitières, les vieilles vaches.

Les *vaches castrées* ou *bœuvonnes* conservent leur lait pendant plusieurs années. Voici ce que dit à ce sujet un savant agronome, M. Ménard (1) : « Les bœuvonnes conservent leur plein lait pendant un an au moins, presque toujours dix-huit mois et souvent deux ans ; cela dépend des soins donnés à la mulsion, à l'alimentation et, par-dessus tout, à l'aptitude lactifère du sujet. Je suis même convaincu qu'avec

(1) *Journal d'Agriculture progressive*. Janvier 1859, page 43.

des bêtes bien choisies, une alimentation appropriée à la production du lait, ne poussant pas à la sécrétion adipeuse, une mulsion intelligente déterminant une certaine volupté en excitant la glande mammaire, on parviendrait à maintenir indéfiniment la production du lait. »

Cette opinion, déjà ancienne, a été confirmée par une foule d'observations ; dans plusieurs étables importantes des environs de Reims, il y a actuellement des vaches qui donnent du lait depuis 3 et même 4 ans qu'elles sont castrées. A Saint-Masmes, il y a actuellement une vache castrée, depuis 3 ans, qui donne encore sept litres de lait. « Le maximum de durée de la lactation constatée est de 6 ans, mais on peut compter sur une moyenne de quinze à dix-huit mois. » (R. Gouin) (1). Nous pouvons citer une ancienne taurelière qui a donné du lait pendant 6 ans.

Le lait des bœuvonnes a été plusieurs fois étudié par des chimistes distingués, qui de leurs analyses, ont voulu tirer des caractères généraux de ce lait ; les uns l'ont vu riche en beurre et pauvre en sucre, les autres riche en ces deux principes, etc. Ces résultats contradictoires tiennent à cette malheureuse tendance, que nous avons tous plus ou moins, à une généralisation prématurée ; la vérité est que la composition du lait des bœuvonnes dépend de diverses circonstances qui ressortiront des analyses que nous allons exposer.

Ferme des Monts-Fournois

Vache (n° 1) du pays ; race indéterminée ; âgée de 7 à 8 ans.

Date du vêlage : fin mai 1888.

Date de la castration : 9 juin 1888, à 9 heures du matin.

Etat de santé antérieure : bon.

Quantité de lait fourni un peu avant l'opération : 20 litres par jour ;

Après l'opération (moyenne des 10 mois suivants) : 18 litres.

(1) *La castration des vaches*, R. Gouin. *Journal d'Agriculture pratique*, 1889. I. page 26.

Composition du lait le 8 juin soir, veille de la castration :

Beurre...............	54,80	par litre.
Caséine..............	34,60	—
Lactose..............	47,90	—
Sels.................	6,60	—
	143,90	

Densité : 1,0308 à + 15°.

Tableau G.

Composition du lait de la même vache castrée le 9 juin matin (par litre)

DATE DES TRAITES	Densité	Extrait à + 95°	Beurre	Caséine (Matières albuminoïdes totales)	Lactine	Sels
1888	o	gr.	gr.	gr.	gr.	gr.
16 Juin..............	»	135.90	42 80	40.68	45.62	6.80
30 —	1.038	136.40	45.90	33.41	50.19	6.90
7 Juillet.............	»	140.10	47.90	34.59	50.41	7.30
21 —	1.031	139.10	44.50	34.68	52.92	7.
28 —	1.032	139.70	44.80	38.	49.50	7.40
4 Août..............	1.038	138.10	43.	32.56	54.74	7.80
25 —	»	133 90	42.60	32.97	51.13	7.20
22 Septembre.........	1.030	147.20	57.10	33.35	49.05	7 70
29 —	»	139.60	48.02	33.03	51.45	7.10
6 Octobre............	1.0328	135.60	45.20	32.61	50.64	7.20
MOYENNE.......	....	138 56	46.18	34.58	50.56	7.24

Observations. — 1° Nous avons ici une vache excellente laitière ; on la castre et elle s'engraisse, tout en continuant à donner un lait abondant. La quantité de lait fourni avant et après l'opération est sensiblement la même. Les 20 litres indiqués ci-dessus ne sont que la moyenne de quelques jours, tandis que les 18 litres représentent la moyenne journalière de 10 mois ;

2° Le lait avant et après l'ovariotomie est remarquable par sa richesse en beurre ;

3° La proportion de caséine est la même avant et après ; elle est voisine de la quantité moyenne renfermée dans le lait normal (tableau *A*) ; cependant, une augmentation notable de ce principe s'est produite quelques jours après l'opération ;

4° La proportion de lactose, après castration, est voisine de la quantité moyenne renfermée dans le lait normal. M. Marchand (de Fécamp) a vu la dose de lactose tomber de 56g26 avant l'opération à 36g01 dix jours après ; ce n'est que lentement que le degré de richesse initiale fut récupéré. Il ne le fut que 106 jours après la mutilation de l'animal.

Dans notre observation actuelle, il ne s'est produit rien de semblable ; la dose de lactose était de 47g90 la veille de l'opération ; elle était de 45g62 sept jours après, de 50g19 au bout de 21 jours, etc. La moyenne de ces dosages (50g56) est même légèrement supérieure à celle du lait normal (49g10) ;

5° La proportion des sels est un peu plus forte dans le lait castré que dans le lait normal.

Étable de Boult-sur-Suippe

Vache (n° 2) *hollandaise,* âgée de 11 ans.

Date du vêlage : 30 avril 1888.

Date de la castration : 18 juin 1888.

Etat de santé antérieur : Bon.

Quantité de lait fourni peu avant l'opération : 15 à 16 litres par jour ;

Après l'opération : même qnantité.

Composition du lait, le 17 avril, veille de l'opération

Beurre..................	27,30	par litre.
Caséine	35,72	—
Lactose..................	44,38	—
Sels	6,30	—
	113,70	

Tableau H.

Composition du lait de la même vache castrée le 18 juin

(par litre)

DATE DES TRAITES	Densité	Extrait à + 95°	Beurre	Caséine (Matières albuminoïdes totales)	Lactine	Sels
1888	o	gr.	gr.	gr.	gr.	gr.
19 Juin	1.0318	116.70	29.	35.82	44.48	7.40
30 —	1.0318	111.10	26.20	25.03	52.47	7.40
25 Juillet	»	117.	28.30	29.38	52.92	6.40
13 Octobre	»	116.10	28.70	38.13	41.97	7.30
1889						
18 Mars	»	122.30	31.40	34.20	49.50	7.20
MOYENNE	....	116.64	28.72	32.51	48.26	7.14

Observations. — 1° La vache de l'étable de Boult-sur-Suippe donne, avant la castration, un lait abondant ; l'opération ne modifie pas le rendement ;

2° Le lait est très pauvre en beurre, avant et après l'ablation des ovaires ; cependant il semble s'enrichir lentement en matières grasses, mais l'augmentation est très faible ;

3° La castration a fait éprouver des variations notables à la proportion des matières albuminoïdes ; néanmoins, la moyenne des dosages est ici encore très voisine de celle du lait normal ;

4° Le sucre a aussi éprouvé des variations notables, mais, sauf pour le lait du 13 octobre, sa proportion était plus forte après qu'avant la castration ; la moyenne est à peu près celle du lait normal. Ces résultats sont encore en contradiction avec ceux de M. Marchand ;

5° La proportion des sels est un peu plus élevée dans le lait de la vache castrée.

Étable de Courcelles

Vache n° 3.

Date du vêlage : 6 mai 1887.

Date de la castration : 23 septembre 1887.

État de santé intérieur : Taurelière ; 3 ou 4 gros kystes par ovaire. — Les ovaires ont quatre fois la grosseur normale.

Quantité de lait fourni un peu avant l'opération : 10 litres par jour ;

Après l'opération : 10 litres en octobre, 7 litres en novembre.

Tableau I.

Composition du lait avant la castration (veille et matin)
(par litre)

DATE DES TRAITES	Densité	Extrait à + 95°	Beurre	Caséine (Matières albuminoïdes totales)	Lactose	Sels
1887		gr.	gr.	gr.	gr.	gr.
22 Septembre (soir)...	1.0321	136.	39.70	40.75	48.15	7.40
23 — (matin)..	1.0341	121.60	24.20	44.38	45.62	7.40
MOYENNE.......	....	128.80	31.95	42.57	46.88	7.40

Tableau J.

Composition du lait de la même vache après castration
(par litre)

DATE DES TRAITES	Densité	Extrait à + 95°	Beurre	Caséine (Matières albuminoïdes totales)	Lactose	Sels
1887		gr.	gr.	gr.	gr.	gr.
26 Novembre..........	1.0317	134.	44.90	38.13	43.57	7.40
19 Décembre..........	»	136.	42.70	43.78	42.62	6.90
MOYENNE.......	....	135	43.80	40.95	43.09	7.15

Observations. — Bien que le nombre des analyses soit ici très restreint, on doit enregistrer que la castration a enrichi considérablement le lait en beurre et a notablement diminué la quantité de lactose. Mais il ne faut pas oublierque la vache était nymphomane, ce qui explique encore le taux élevé de la caséine avant l'ovariotomie. En effet, nousverrons que, dans le lait pathologique, la proportion de cette matière est souvent beaucoup plus élevée que dans le lait de vaches saines. Il est à remarquer que l'opération n'a pas ramené ce taux à la moyenne normale. Ce fait n'est pas exceptionnel, nous le retrouverons, ainsi que l'enrichissement en beurre, dans les observations suivantes.

Vache n° 4, âgée de 8 à 9 ans.

Date du vêlage : 4 juillet 1885.

Date de la castration : novembre 1885.

État de santé antérieur : taurelière.

Quantité de lait fourni un peu avant la castration : 8 lit. 1/2 à 10 litres par jour ;

Après la castration : 10 litres pendant longtemps.

Au moment où les analyses suivantes ont été faites, c'est-à-dire deux ans après, elle n'en donnait plus que 7 litres.

Tableau K.

Composition du lait de la vache castrée

(par litre)

DATE DES TRAITES	Densité	Extrait à + 95°	Beurre	Caséine (Matières albuminoïdes totales)	Lactose	Sels
1887		gr.	gr.	gr.	gr.	gr.
27 Novembre..........	1.0359	140.50	43.90	43.83	45.17	7.60
19 Décembre..........	1.0339	146.80	50.40	50.48	39.92	6.
Moyenne.......	....	143.65	47.15	47.15	42.54	6.80

Observations. — Voilà encore une vache castrée pour nymphomanie. Son lait est beaucoup plus riche en beurre et en caséine que le lait normal. Il est plus pauvre en sucre. Le lait de cette vache n'a pas été examiné avant l'ovariotomie, mais nous avons analysé le 27 novembre 1887, un échantillon de lait provenant de l'ensemble des traites de toutes les autres vaches de la même étable ; cette analyse confirme les déductions précédentes.

Composition du lait de plusieurs vaches non castrées soumises au même régime que la vache bœuvonne n° 4

Beurre	40,90	par litre.
Caséine	46,54	—
Lactose	35,96	—
Sels	6,80	—
Extrait à + 95°	130,20	—

Étable de Tinqueux

Vache n° 5, née le 13 juillet 1880.
Date du vêlage : 26 mai 1885.
Date de la castration : octobre 1885.
État de santé antérieur : taurelière, kyste de l'ovaire.
Quantité de lait avant la castration : inconnue ;
Après la castration : 18 mois après (soit près de deux ans après le vêlage) 6 à 7 litres. Deux ans après la castration on n'obtient plus que 2 lit. 20.

Tableau L.

Composition du lait de la vache bœuvonne n° 5
(par litre)

DATE DES TRAITES	Densité	Extrait à + 95°	Beurre	Caséine (Matières albuminoïdes totales)	Lactose	Sels
1887		gr.	gr.	gr.	gr.	gr.
9 Avril	»	163.	57.70	46.19	52.01	7.10
17 Novembre (soir)	1.0375	161.30	58.10	47.74	48.36	7.10
18 — (matin)	1.0370	160.70	56.30	49.96	46.54	7.90
MOYENNE	....	161.66	57.36	47.96	48.97	7.36

Le lait de cette vache, castrée pour nymphomanie comme les précédentes, est encore plus riche en beurre que celui de ces dernières. Comme eux il contient une plus forte proportion de caséine que le lait normal, il en renferme plus que le lait n° 3 et autant que le lait n° 4. Quant à la teneur en sucre, elle est voisine de la moyenne ordinaire.

Conclusions générales (1). — Dans l'appréciation de l'influence de la castration sur la qualité du lait, il faut tenir compte de l'état de la vache avant l'opération.

1° Si la vache est saine, son lait ne sera pas sensiblement modifié par la castration ; un lait riche restera riche (vache n° 1), un lait pauvre restera pauvre (vache n° 2) ;

2° Si la vache est taurelière et si cette affection est l'unique cause de la mauvaise qualité de son lait, l'effet de la castration est immédiat : on voit la proportion de beurre se relever aussitôt ;

3° Le lait des vaches saines castrées renferme une quantité de caséine voisine de celle de la normale ;

4° Le lait des vaches taurelières castrées reste toujours chargé d'une quantité de caséine plus grande que le lait normal ;

5° Contrairement à ce que l'on a avancé, la castration ne diminue pas constamment la richesse en lactose, qui tantôt ne change pas sensiblement, tantôt augmente légèrement, tantôt enfin est diminuée ;

6° La castration ne modifie pas sensiblement la quantité journalière de lait que la vache donnait dans les semaines qui ont précédé l'opération, mais la production est plus régulière et, par suite, plus élevée annuellement. Nous partageons, à ce sujet, l'opinion de Bouley (2), « j'ai calculé d'après de nombreuses observations minutieusement recueillies, qu'une vache castrée dans de bonnes conditions, c'est-à-dire six semaines à deux mois après le vêlage, quand elle est jeune encore et qu'elle possède quelques qualités lactifères et qu'elle

(1) Nous continuons nos recherches ; tout nous porte à croire qu'elles vérifieront les conclusions ci-dessus, légitimement déduites des expériences que nous venons de décrire.

(2) *Dictionnaire de Médecine*, vétérinaire de Boulay.

est bien nourrie, peut donner le double du rendement annuel de la vache qui porte chaque année, et fournir en moyenne 13 à 1,400 litres en plus de celles qui sont le moins dérangées par les ruts, bien qu'elles soient privées du taureau. »

7° Le lait des vaches castrées possède une saveur plus agréable que celle des vaches ordinaires, c'est une qualité que nous avons vérifiée nous-même. M. Charlier nous a cité deux jeunes enfants qui, nourris avec du lait de bœuvonnes, refusaient le lait ordinaire.

§ 3. — **Lait de vaches malades.** — Grâce à l'obligeance de M. Mauclère, vétérinaire à Reims, nous avons pu commencer des recherches sur les laits pathologiques. Nous donnons ici les résultats de 15 analyses ; au-dessous du tableau où elles sont réunies, nous donnons la composition moyenne du lait normal de la région de Reims.

Les analyses de lait de vaches atteintes de mammite simple (non tuberculeuse) sont déjà assez nombreuses pour que l'on soit frappé d'un fait constant : diminution, souvent très considérable, qu'éprouve la proportion de beurre (nos 4, 6, 7, 8, 9, 11, 12, 13).

Dans le cas de mammite simple que nous avons étudié, il est à remarquer que la mamelle saine remplaçait en quelque sorte la mamelle malade au point de vue du beurre, puisque, tandis que le lait fourni par cette dernière ne renfermait que 9g50 de beurre par litre, celui de la seconde en contenait 58g90. Le mélange, à volumes égaux, de ces deux laits renfermait donc 34g20 de beurre, c'est-à-dire une quantité très rapprochée de la moyenne normale. Dans les laits 10, 11, 12, 13, fournis par les trayons d'une même vache, un fait analogue se produit ; la moyenne du beurre est, par litre, de 31g45, c'est-à-dire encore supérieure à la richesse *minima* du lait normal (30g20, voir notre tableau A.

Il est encore à noter que ces derniers laits, si différents sous tous les rapports, contiennent sensiblement la même quantité de sels et d'acide phosphorique.

§ 4. — **Recherche du mouillage et de l'écrémage.** — La falsification la plus ordinaire du lait consiste tantôt dans la

ANALYSES DE LAITS DE VACHES MALADES

Numéros	MALADIE dont la vache est affectée	Matières fixes à 95°	Beurre	Matières albuminoïdes	Lactose	Sels	Acide phosphorique PhO5	OBSERVATIONS
		gr.	gr.	gr.	gr.	gr.	gr.	
1	Fièvre aphteuse	115.60	36.50	23.92	48.82	6.30	»	
2	id.	148.40	50.50	33.43	56.87	7.60	»	
3	Péripneumonie	98.70	24.20	43.01	22.68	8.80	»	
4	Mammite simple	99.	9.50	32.43	50.57	7.30	»	Mamelle malade.
5	id.	148.80	58.90	22.09	61.71	6.10	»	Mamelle saine de la vache précédente.
6	Mammite double	113.80	17.10	30.69	60.01	6.	»	Vaches de provenances diverses.
7	id.	115.60	15.90	33.47	59.53	6.70	»	
8	id.	111.60	13.60	30.94	61.46	5.60	»	
9	id.	114.80	13.10	36.52	58.08	7.10	»	
10	Mammite	155.90	46.10	72.61	30.49	6.70	2.95	Mamelles de la même vache plus ou moins malades.
11	id.	123.20	25.	40.40	51.30	6.50	2.85	id.
12	id.	134.	25.50	53.06	18.89	6.60	2.80	id.
13	id.	119.	29.20	30.16	52.24	6.40	2.85	id.
14	Fièvre vitulaire	166.10	3.36	132.14	3.36	8.20	3.55	Deux jours après le part. — Colostrum.
15	id.	122.20	36.50	27.43	52.27	6.	2 22	Autre vache, — Huit jours après le part.
	VACHES SAINES Composition moyenne du lait	125.72	36.43	33.52	49.10	6.66	»	Pour servir de terme de comparaison.

soustraction d'une certaine quantité de crème ou l'addition d'une quantité plus ou moins grande d'eau, tantôt dans ces deux fraudes à la fois ; il est rare que le lait vendu dans les grandes villes y échappe. Pour reconnaître ces fraudes, les agents de l'administration emploient un densimètre. Or, la détermination de la densité, utile comme renseignement, ne peut suffire seule. En effet, le lait a une densité supérieure à celle de l'eau, mais il contient du beurre dont la densité est, au contraire, inférieure à celle de ce liquide ; donc, en enlevant une partie de la crème, on augmente la densité que l'on peut ramener à celle du lait pur en ajoutant de l'eau au lait écrémé. On le voit, le densimètre est un instrument précieux pour le fraudeur qui s'en sert pour régler ses opérations.

En déterminant la densité du lait que l'on examine avant et après l'écrémage, on peut plus sûrement reconnaître si ce lait a été étendu d'eau ; mais, cette double opération exigeant 24 heures pour la montée de la crème, les inspecteurs ne peuvent pas l'employer, aussi leur devoir est-il de soumettre tous les laits suspects à l'examen d'un chimiste. En effet, en se basant sur la densité seule, non seulement ils peuvent considérer comme bons des laits écrémés et mouillés, mais, ce qui est plus grave, ils peuvent faire condamner des commerçants dont le lait, très riche en beurre, a une densité plus faible que celle assignée pour limite au lait pur. Notons aussi que la crème se séparant assez rapidement et montant à la surface du lait, on doit, avant de faire le prélèvement d'un échantillon, avoir soin de rétablir l'homogénéité du liquide par une agitation, suffisamment prolongée, mais assez légère pour ne pas agglomérer les globules butyreux, comme dans l'opération du barattage. Nous avons eu plusieurs fois l'occasion d'examiner des échantillons saisis parce que leur densité était excessivement faible ; or, ils étaient constitués par de la crème prise à la surface du lait.

Le chimiste, après avoir déterminé les quantités des divers éléments du lait, les compare à celles de laits types d'une pureté incontestable, *provenant du mélange des traites de plusieurs bêtes*. Généralement, il s'appuie sur une composition moyenne et il déclare falsifiés les échantillons dont les divers éléments sont en proportion bien inférieure à celle du lait moyen. Seulement, il faudrait s'entendre sur cette moyenne et malheureusement chacun a et défend la sienne. Ce désaccord tient surtout à ce que la composition moyenne des laits varie avec les régions : 1° parce que la nourriture des vaches est influencée par le voisinage des villes ou des usines qui livrent aux nourrisseurs et aux fermiers les résidus de certaines fabrications (drêches, pulpes de betteraves, tourteaux) ; 2° parce que, dans telle région, les vaches vont en pâture et que, dans telle autre, elles ne sortent jamais de l'étable ; 3° parce que les saisons amènent des modifications profondes dans l'alimentation.

Il existe encore bien des causes qui influent sur la qualité du lait : santé, âge de la vache, âge du lait, temps séparant les traites, etc. Du reste, quand il s'agit du mélange d'un grand nombre de traites, et c'est le cas général du lait vendu dans les grandes villes, ces dernières influences s'amoindrissent et deviennent même insensibles. Il faut, au contraire, en tenir le plus grand compte quand on a à examiner le lait d'une seule vache ; nous avons, à ce sujet, donné des renseignements suffisants.

Ne retenant, pour le moment, que le cas d'un mélange de plusieurs laits, on voit que le chimiste qui fait habituellement ces sortes d'analyses, doit établir lui-même la composition moyenne des laits purs de la région qu'il habite, ainsi que la proportion *minima* de chacun de ses éléments. Si les analyses ont été faites dans les différentes saisons, si elles sont suffisamment nombreuses, il peut, dans la plupart des cas, se prononcer sur la qualité des échantillons qui lui sont soumis.

Dans beaucoup de grands établissements, le lait fourni par des adjudicataires est essayé chaque jour, afin de s'assurer qu'il possède une composition moyenne indiquée par le cahier des charges. L'essai doit être fait rapidement ; en général, il suffit de déterminer le sucre et le beurre. La détermination du sucre ne souffre aucune difficulté ; pour le beurre, dans la majorité des cas, le procédé d'Adam lui suffira. Mais dans les cas douteux, il est indispensable de faire l'analyse complète ; il faut toujours y recourir quand le lait provient d'une seule vache ou quand on ignore sa provenance. Il peut arriver, en effet, que le dosage du sucre ait donné une quantité inférieure à la moyenne, que celui du beurre ait fourni le même résultat bien que le lait soit pur. Sa pauvreté en beurre et en sucre peut tenir à une influence passagère. Le lait même de toute une étable peut être profondément modifié par une nourriture particulière. En tout cas, il y a un moyen de savoir si un lait pauvre est cependant pur de toute addition d'eau, c'est de déterminer le poids de la caséine (ensemble des matières albuminoïdes). Nous avons vu que la caséine est de tous les principes du lait celui qui éprouve les plus faibles variations (1).

Pour notre région, sa proportion ne descend jamais au-dessous de 30 gr. (2) par litre. Donc, tout lait qui contient moins de cette quantité de caséine doit être considéré comme mouillé ou écrémé, ou comme ayant subi ces deux falsifications à la fois. Ce minimum est aussi celui du lait d'un grand nombre d'autres régions.

En examinant le tableau des laits pathologiques, on voit que, dans quelques cas, la proportion des matières albuminoïdes s'élève bien au-dessus de la quantité *maxima* contenue dans le lait normal. Par conséquent, quand cette proportion dépassera notablement 40 grammes, on devra suspecter l'état de santé de la vache. Bien entendu cette remarque ne s'applique pas au lait des vaches nourries avec des tourteaux qui, nous l'avons vu, produisent une augmentation considérable de la caséine.

D'autres laits pathologiques peuvent, au contraire, renfermer moins de 30 grammes de caséine, on peut, par conséquent, les confondre avec des laits falsifiés, inconvénient qui n'est pas grave puisqu'ils le sont en réalité du fait même de la maladie ; la vente de ces laits est naturellement interdite.

L'analyse quantitative du lait étant faite, il faut en discuter les résultats.

(1) Voir les tableaux *A, B. C. D.*

(2) Exactement 29gr74. Nous ne voulons pas dire que ce fait ne souffre pas d'exception, mais il est au moins très général.

1° La densité du lait normal est comprise entre 1,0264 et 1,0342 ; tout lait dont la densité est inférieure à 1,026 et qui contient des quantités de chaque élément inférieures aux quantités *minima* est *mouillé* ;

2° La densité d'un lait écrémé varie entre 1,037 et 1,034. Si donc la densité du lait est comprise entre ces nombres et si, en même temps, les poids du beurre et de la caséine sont inférieurs aux quantités *minima*, le lait a été écrémé. Le dosage de la lactose permet de contrôler ce résultat, car l'écrémage enrichit le lait en sucre ; donc, si le lait a été écrémé il doit contenir au moins la quantité *minima* de sucre ;

3° La densité du lait examiné est comprise dans les limites normales, c'est-à-dire entre 1,026 et 1,034, mais le poids de ses éléments est inférieur aux quantités *minima*, le lait est à la fois mouillé et écrémé. Les *minima* adoptés peuvent changer mais en s'appuyant sur ceux que l'on a soi-même établis, les déductions précédentes sont celles que l'on tire habituellement de l'analyse du lait. Ces déterminations basées sur des *minima* ne permettent pas d'affirmer que le lait est pur, mais seulement de dire *qu'il pourrait l'être à la rigueur*. En effet, il arrive fréquemment que des laits très riches contiennent encore après avoir été étendus d'eau des proportions de chaque élément voisines des quantités *minima* ; il en résulte que ces laits falsifiés sont considérés comme purs.

Il résulte encore de tout ce qui précède qu'il est très difficile quand un lait a été reconnu mouillé de calculer la quantité d'eau qui lui a été ajoutée. Cependant M. Adrian, pour effectuer cette détermination, admet que le poids des matières fixes par 100g de lait pur s'élève en moyenne à 13g. Si un lait ne fournit que 11,5 d'extrait, la quantité de lait qu'il contient réellement est donnée par la proportion

$$\frac{x}{11,5} = \frac{100}{13} \quad x = 88^{g}45.$$

Donc la quantité d'eau qui lui a été ajoutée est de :

$$100 - 88,45 = 11,55 \ 0/0$$

Cette manière de procéder a été adoptée par le Laboratoire municipal de Paris; elle a l'inconvénient de se baser sur une moyenne et de faire considérer comme falsifiés des laits purs qui peuvent contenir moins de 130g de matières fixes par litre ; il en serait ainsi pour les laits de la région rémoise qui ne fournissent pas en moyenne plus de 125g d'extrait sec.

Ce fait vient à l'appui de ce que nous avons dit plus haut : *Nécessité, pour le chimiste d'un Tribunal ou d'un Laboratoire mnnicipal, d'établir les compositions moyenne et minima des laits de chacune des régions approvisionnant une ville donnée. Le procédé d'analyse employé pour ces déterminations devra être rigoureusement suivi dans chaque expertise, puisque des procédés différents donnent souvent aussi des résultats différents.*

IV

Contributions à l'étude du lait de femme

Les moyennes arithmétiques des analyses de lait de femmes indiquées dans les ouvrages de chimie biologique sont très différentes ; cependant, beaucoup ont été établies par des chimistes dont la science et l'habileté pratique ne sauraient être contestées.

Les différences que nous signalons sont dues à plusieurs causes que nous allons énumérer :

1° D'abord, la *méthode analytique employée.* En effet, chaque méthode ne dose pas tous les éléments du lait avec une égale précision ; ainsi, on ne peut arriver à des nombres tout à fait concordants pour le beurre, si on le dose à la fois, dans le même lait, par les procédés si différents de Chevallier et O. Henry, de Marchand, d'Adam, etc.

Dans la seconde partie de ce travail, nous avons fait ressortir l'influence de la température sur le poids du résidu sec du lait; cette influence rejaillit évidemment sur l'élément que l'on dose par différence.

En opérant la dessiccation à + 95°, on se trouve dans de bonnes conditions, car, toutes choses égales, d'ailleurs, l'altération de l'extrait est alors aussi faible que possible.

2° *Le moment de la traite, où l'échantillon destiné à l'analyse a été recueilli.* Les analyses sont faites, en général, sur des quantités assez faibles ; tantôt l'échantillon a été pris au commencement, tantôt au milieu ou à la fin de la *traite*. Dans ces conditions, il ne peut y avoir aucun rapport entre les analyses, car on sait que la richesse du lait en beurre augmente considérablement du commencement à la fin de la traite.

3° *L'âge de la femme, sa nourriture, son état de santé, l'état de grossesse, l'ancienneté du lait, etc.*, qui sont autant de circonstances influant sur la composition de cette sécrétion ; chez toutes les femelles des mammifères, ces influences interviennent aussi ; mais chez la femme, il faut y ajouter *l'état moral* et *le retour de la menstruation.*

On voit combien est complexe le problème de la composition du lait normal, c'est-à-dire du lait de la femme en parfait état de santé.

Evidemment, le problème est aussi très complexe pour celui de la vache, mais dans ce cas on n'a pas à compter avec l'état moral, ni à redouter la dissimulation de certaines affections ; on sait à quoi s'en tenir sur l'état de gestation, tandis que beaucoup de nourrices ont intérêt à cacher leur état de grossesse ou le retour des règles. Enfin, il est toujours facile de se procurer un échantillon de lait de vache représentant la moyenne de la traite entière, tandis qu'avec la femme on a les plus grandes difficultés à en obtenir un qui soit dans les mêmes conditions.

Nous avons vu, en opérant sur des animaux de race hollandaise, que le lait de vache normal renferme toujours une quantité de matières albuminoïdes comprises entre des limites assez étroites, et que, en général, ces limites n'éprouvent pas de changements sensibles de la part des circonstances particulières où l'on peut se trouver. Il serait donc intéressant de savoir si le lait de femme ne présenterait pas quelque particularité analogue, permettant d'apprécier sa qualité, même en opérant sur des échantillons pris dans des conditions quelconques.

Nous avons entrepris, à cet effet, des recherches qui seront certainement fort longues, car ce ne sera qu'en toute connaissance de cause que nous considérerons un lait comme normal.

Nous donnons déjà ici le résultat de vingt-six analyses de lait ; les échantillons provenant de la salle Sainte-Jeanne, de l'Hôtel-Dieu de Reims, nous ont été obligeamment donnés par notre collègue de l'Ecole de Médecine, M. le Dr Langlet, qui a bien voulu, en même temps, nous fournir quelques renseignements sur les nourrices ; nous le prions d'agréer nos remerciements.

Pour le lait de femme, la méthode analytique que nous suivons est celle que nous avons employée dans nos recherches sur le lait de vache ; seulement, pour doser la lactine, nous employons toujours la liqueur cupro-potassique, au lieu du polarimètre. Cette modification est nécessitée par la faible quantité de lait qui nous est généralement remise et aussi par la difficulté que l'on éprouve à le clarifier.

La caséine du lait de femme est, en effet, bien différente de celle du lait de vache ; tandis que cette dernière est très facilement coagulée par le sous-acétate de plomb, la première ne donne qu'un magma, d'où l'on sépare difficilement, par le filtre, un liquide plus ou moins trouble.

Cependant, on arrive souvent à obtenir une clarification parfaite en ajoutant au lait du sulfate de soude cristallisé, puis du sous-acétate de plomb.

20^{c3} de lait sont suffisants pour faire une analyse complète et exacte : 10^{c3} pour le dosage de l'extrait et des cendres ; 10^{c3} pour celui du beurre et du sucre. On peut même, à la rigueur, réduire ces doses de moitié et compter encore sur une exactitude suffisante. Si l'on opère le dosage du sucre sur 5^{c3} de lait, on doit étendre la solution de lactine, obtenue comme il a été dit, d'une quantité d'eau suffisante pour obtenir seulement 50^{c3} de liqueur. On aura eu soin également de réduire à $2^{g}50$ la quantité de sable fin en présence duquel s'effectue la dessiccation des 5^{c3} de lait.

Avant de commencer l'examen de notre tableau, nous ferons remarquer que le lait de femme ne diffère pas du lait de vache uniquement par la proportion de ses éléments ; il en diffère encore par sa réaction et par la nature de sa caséine.

On trouve, dans tous les ouvrages de chimie agricole ou

biologique, que le lait de vache, récemment tiré, a une réaction alcaline ; or, tous les échantillons que nous avons examinés étaient légèrement acides, *même au sortir de la mamelle.* On peut se demander si cette acidité n'était pas due à la stabulation permanente à laquelle étaient soumises presque toutes les vaches que nous avons observées ; mais M. Marchand (de Fécamp) a reconnu (1) depuis longtemps que le lait normal, quelle que soit son origine, renferme presque toujours, peut-être même toujours, de l'acide lactique libre au moment où on le tire. Selon ce chimiste, la proportion de cet acide s'élèverait en moyenne à 1g845 par litre.

Au contraire du lait de vache, le lait de femme possède constamment une réaction alcaline très manifeste.

La caséine du lait de vache est facilement précipitée par l'acide acétique, qui ne coagule que difficilement celle du lait de femme.

La présure, dont l'action est si énergique sur le lait de vache, ne coagule qu'imparfaitement la caséine du lait de femme.

Simon, puis Filhol et Joly ont montré que l'estomac de chaque mammifère ne coagule facilement et complètement que le lait provenant d'un animal de son espèce ; il en est de même pour la digestibilité du lait. Nous pouvons donc admettre que le lait de vache n'est d'abord qu'imparfaitement digéré par l'estomac de l'enfant.

Tout ce que nous venons de dire sur les différences essentielles des deux laits de vache et de femme montre pourquoi l'on ne peut toujours substituer le premier au second dans l'alimentation des jeunes enfants.

Examen du tableau. — Ce Tableau comprend vingt-six analyses ; les quatorze premières sont des analyses de lait, les douze suivantes de colostrum.

a) Parmi les laits, deux seulement (nos 5 et 13) peuvent être considérés comme normaux ; leur analyse donne des résultats assez rapprochés ; leur composition moyenne est la suivante :

(1) *Comparaison du lait fourni par les vaches de différentes races*, par M. Marchand, *Journal Pharmacie et Chimie*, 5e série, tome XXIX, p. 313, 1879.

Beurre..................	44,65	par litre.
Lactose.................	60,50	—
Matières albuminoïdes.....	27,35	—
Sels....................	1,65	—
Extrait séché à + 95°...	134.15	—

Cette composition doit se rapprocher de la moyenne ordinaire pour les raisons suivantes :

1° Le *Dictionnaire de Chimie* de Wurtz indique un poids moyen de 45g de beurre pour 1,000g de lait ; ce nombre est déduit d'un grand nombre d'analyses ; or, notre moyenne précédente nous donne 44g65 par litre;

2° Pour les sels, nos analyses donnent 2g et 1g50 ; la moyenne générale du *Dictionnaire* de Wurtz est de 1g80;

3° La proportion des matières albuminoïdes doit être aussi peu variable dans le lait de femme que dans celui de la vache. Comme nos analyses ont été faites avec tout le soin possible, nous sommes en droit de penser que, dans tous les laits de femmes bien portantes, le poids de ces matières doit osciller aux environs de notre nombre moyen : 27g35. C'est ce que nos expériences futures nous permettront de vérifier ;

4° Quand on jette les yeux sur notre Tableau général, on est frappé des faibles variations qu'éprouve le poids du sucre dans le lait de la femme saine comme dans celui de la femme malade. Si l'on fait abstraction des laits nos 7 et 14, qui sont tout à fait exceptionnels, on voit que la proportion moyenne de la lactose est, dans les dix autres, de 60g38, nombre très voisins de 60g50, indiqué plus haut.

b) Les laits 5, 7 et 8 proviennent de la même femme saine ; les deux premiers ont été recueillis à six jours d'intervalle. La veille du jour où le second a été tiré, cette nourrice avait été purgée. L'examen de ces deux laits permet donc de juger l'effet du purgatif; on voit que cet effet produit des modifications considérables, puisque le poids des matières fixes tombe de 132g20 à 108g60 ; celui du beurre, de 41g60 à 22g30 ; le sucre de lait ne varie pas et les matières albuminoïdes n'éprouvent qu'une faible diminution.

Dix jours après l'administration du purgatif et la mère

Analyses de Laits de Fem

Nos D'ORDRE	PROVENANCE	AGE DU LAIT	ÉTAT DE SANTÉ DE LA NOURRICE	ÉTAT DE SAN DE L'ENFANT
1	Salle Ste-Jeanne	13 jours	»	»
2	Ville	Ancien	»	L'enfant dépé
3	Campagne	»	»	»
4	Ville	»	»	L'enfant dépé
5 6 7	Salle Ste-Jeanne, 17 id. id.	9 mois 9 mois et 6 jours 9 mois et 15 jours	Bon Assez bon Bon	Bon Bon, mais ne tête id.
8	Salle Ste-Jeanne, 14	39 jours	Diabète insipide	Bon
9	Salle Ste-Jeanne, 15	35 jours	Abcès au sein droit	Assez bon
10 11	Salle Ste-Jeanne, 18 id.	80 jours 85 jours	Gale récemment guérie id.	Bon en appare Mort depuis 20 h
12	Salle Ste-Jeanne	3 mois	Rhumatisme articulaire	Bon
13	Salle Ste-Jeanne, 19	11 mois	Bon	Convulsions dep. :
14	Salle Ste-Jeanne	Passé pendant cinq semaines; revenu depuis q.q. jours.	»	»
15	Salle Ste-Jeanne, 20	4 jours	Bon	Bon
16 17	Salle Ste-Jeanne, 20 id.	3 jours 7 jours	Bon Bon	Bon Bon
18	Salle Ste-Monique	7 jours	Bon	Bon
19	Salle Ste-Monique, 4	4 jours	Bon	Bon
20	Salle Ste-Monique, 7	3 jours	Bon	Bon
21	Salle Ste-Monique, 8	10 jours	Bon	Bon
22	Salle Ste-Monique	10 jours	Bon	Bon
23	Salle Ste-Monique, 3	8 jours	Bon	Bon
24	Salle Ste-Monique, 6	6 jours	Bon	Bon
25 26	Salle Ste-Jeanne, 17 id.	Quelques jours 3 jours après	Albuminurique Notable amélioration	Bon Bon

mposition par litre)

SEINS ONT FOURNI LE LAIT	MATIÈRES fixes à + 95°	BEURRE	LACTINE	MATIÈRES albuminoïdes	SELS	OBSERVATIONS
	gr.	gr.	gr.	gr.	gr.	
»	130.30	30.50	»	»	1.60	»
»	»	24.30	65.89	»	»	Nourrice.
»	122.10	30.50	57.06	32.84	1.70	Nourrice arrivant de la campagne.
»	108.10	25.70	»	»	1.19	Nourrice.
Sein gauche	132.20	41.60	60.	28.60	2.	»
id.	108.60	22.30	60.40	24.60	1.30	La mère a été purgée la veille.
id.	49.90	9.30	3.14	32.26	5.20	Ne donne plus à têter depuis 8 jours.
Les deux seins	135.30	36.60	57.60	39.60	1.50	»
Sein gauche	110.50	16.10	58.53	34.27	1.60	Mamelle gauche saine, sauf quelques crevasses.
Les deux seins	113.30	20.80	57.14	34.06	1.30	Urine albumineuse.
deux seins très gonflés	100.	8.43	65.20	24.87	1.50	N'a pas allaité depuis plus de 24 h. Urine toujours albumineuse.
Les deux seins	143.	61.90	61.	18.60	1.50	Temp. de la malade, 40°2.
Les deux seins	136.10	47.70	61.	26.10	1.30	»
Sein gauche	126.10	40.60	70.20	14.04	1.26	»
Sein gauche	114.40	11.40	55.81	45.59	1.60	» (COLOSTRUM)
Sein gauche	130.	32.80	55.80	40.	1.40	Femme brune. (COLOSTRUM)
id.	139.60	33.60	63.16	41.04	1.80	id. (COLOSTRUM)
Les deux seins	132.	28.50	55.	46.50	2.	Femme blonde, 22 ans. (COLOSTRUM)
Sein gauche	119.20	27.30	41.31	48.69	1.90	23 ans. (COLOSTRUM)
Sein gauche	115.80	14.40	54.54	45.36	1.50	26 ans. (COLOSTRUM)
Sein gauche	128.60	29.80	60.	37.70	1.10	20 ans. (COLOSTRUM)
»	133.10	38.	66.66	26.14	2.30	» (COLOSTRUM)
Les deux seins	133.20	35.70	69.47	25.23	2.80	» (COLOSTRUM)
Sein droit	142.90	49.30	65.01	26.0[illegible]	2.50	» (COLOSTRUM)
»	147.60	52.80	58.13	35.07	1.60	19 ans. (COLOSTRUM)
»	165.50	57.80	56.69	49.11	1.90	id. (COLOSTRUM)

n'ayant plus donné le sein à son enfant, on examine de nouveau le lait qui, ainsi qu'on peut le voir au n° 7, est plutôt un liquide séreux, car il renferme 32g26 de matières albuminoïdes et 5g20 de sels, tandis qu'on n'y trouve plus que 9g30 de beurre et 3g14 de lactine.

c) L'examen des laits 10 et 11 montre aussi la rapide diminution du beurre dans le lait d'une femme qui cesse de nourrir ; mais, la femme qui a fourni ces laits étant malade, nous n'insisterons pas davantage sur ce sujet. Nous ferons seulement remarquer que l'urine de cette malade était albumineuse et que son lait (n° 10) contenait une proportion de matières albuminoïdes (34g06) plus forte que celle qui paraît être contenue normalement dans le lait.

Nous ferons la même remarque pour le lait n° 8, provenant d'une femme atteinte de diabète insipide (39g60 de matières albuminoïdes).

d) Au n° 12, nous remarquons le lait d'une femme atteinte de rhumatisme articulaire et dont la température était de 40°2. Ce lait contient une très forte proportion de beurre (61g90). Ce fait est d'accord avec l'observation de Simon qui a vu le beurre augmenter dans les cas de fièvre. Ce savant note la même augmentation pour la caséine ; au contraire, dans le cas qui nous occupe, nous trouvons, pour les matières albuminoïdes, une proportion relativement faible (18g60). Les proportions de sucre et de sels sont normales.

e) Les laits 25 et 26 sont intéressants, parce qu'ils proviennent d'une femme atteinte d'éclampsie. A la diminution de la proportion d'albumine dans l'urine correspond celle de la caséine du lait qui devient très forte comme dans tous les colostrums véritables.

Il faut remarquer que ces laits sont très riches en beurre.

f) On sait que le *colostrum* est le lait particulier que les femelles des mammifères sécrètent un peu avant et quelque temps après le part. Ce liquide est caractérisé au microscope par de gros globules muriformes (*corps granuleux* de Donné); il renferme de l'albumine coagulable par la chaleur et devient visqueux quand on lui ajoute de l'ammoniaque. Chez la femme, après l'accouchement, le colostrum est d'abord jaune et très épais ; mais il blanchit bientôt et devient plus fluide ; il perd peu à peu les caractères précédents pour acquérir ceux du lait.

Le colostrum humain a une composition assez variable ; voici la composition moyenne des sept premières analyses de colostrum de notre Tableau (du n° 15 au n° 21 inclusivement), avec l'indication des quantités *maxima* et *minima* de chaque élément.

Composition du Colostrum humain (par litre)

	Matières fixes à + 95°	Beurre	Lactine	Matières albuminoïdes	Sels
	gr.	gr.	gr.	gr.	gr.
Richesse moyenne........	125.60	25.40	55.08	43.55	1.61
— maxima.........	139.60	33.60	63.16	48.69	2.»»
— minima..........	114.»»	11.40	41.31	37.70	1.10

On voit que, dans nos analyses de ces colostrums, la proportion des matières albuminoïdes est indubitablement beaucoup plus grande que dans le lait normal ; celle du sucre semble être un peu plus faible ; celle des sels est égale à la moyenne de la page 111 ; quant au beurre, sa proportion varie beaucoup ; elle est souvent assez basse. Ces résultats sont d'accord avec les plus récentes analyses du colostrum de vache ou *mouille.*

L'état colostral du lait paraît avoir une durée très variable ; le troisième jour de l'accouchement, les globules gras, d'abord réunis, se détachent les uns des autres et acquièrent un diamètre plus grand ; ses autres caractères physiques et chimiques deviennent peu à peu ceux du lait normal.

On ne peut préciser le temps nécessaire à cette transformation ; ce temps est plus ou moins long ; on dit généralement que, chez la vache, le lait n'est parfait qu'au bout de trois semaines en moyenne. Cependant, comme Bouchardat l'a avancé pour le colostrum de cet animal, nous avons remarqué que le colostrum humain ne différait essentiellement du lait normal que pendant les sept ou huit premiers jours, rarement pendant un temps plus long. Ainsi, les numéros 22, 23, 24 de notre Tableau donnent la composition de trois laits de six, huit et dix jours. L'examen microscopique ne permet pas de les distinguer du lait plus âgé ; la chaleur n'y détermine qu'une coagulation douteuse ; enfin, leur composition ne présente rien de particulier.

Cependant, le sucre paraît s'y trouver en proportion un peu plus forte que dans le lait plus âgé ; cette remarque est conforme à l'opinion de Simon. Ajoutons que le poids des sels est aussi plus fort.

Le poids des matières albuminoïdes est normal ; celui du beurre l'est à peu près.

Voici la composition moyenne de ces trois derniers laits :

Beurre..................	41.»»
Lactose.................	67.04
Matières albuminoïdes.....	25.82
Sels.....................	2.53
Extrait séché à + 95°.....	136.39

Nota. — Au moment de porter notre travail à l'impression, nous faisons une analyse qui montre toute l'importance qu'il y aurait pour le médecin à faire examiner le lait d'une nourrice, chaque fois que la santé de l'enfant périclite. Ce lait provenait d'une femme bien portante dont l'enfant dépérissait sans cause connue. Or, l'élément plastique, la caséine, n'existait dans le lait qu'à la dose tout à fait insuffisante, de 9^{gr} par litre.

DOCUMENTS DIVERS

Le Vin

Nous allons indiquer rapidement la méthode analytique que nous employons pour déterminer la proportion des éléments les plus importants du vin.

Alcool. — Dans chaque échantillon, nous dosons l'alcool par la *méthode de Gay-Lussac* (distillation) et par l'*ébullioscope de Malligand*; les deux procédés se contrôlent mutuellement.

Extrait. — Dans une capsule à fond plat, exactement tarée, on introduit 25^{c3} de vin qu'on évapore pendant sept heures, dans un bain-marie à niveau constant; le fond de la capsule doit affleurer la surface de l'eau bouillante. On laisse refroidir la capsule sous une cloche où séjourne de l'acide sulfurique, on pèse. L'augmentation de poids, multipliée par 40, donne celui de l'extrait par litre.

Pour que les analyses soient comparables, il est nécessaire que la dessiccation soit toujours faite dans le même temps ; en effet, pendant cette opération, les éthers du vin, la glycérine se volatilisent lentement; en même temps, l'oxygène altère les principes extratifs ; ce n'est qu'au bout de 28 à 30 heures de chauffe que le poids de l'extrait deviendrait invariable, mais alors sa composition serait trop modifiée pour permettre de le considérer comme représentant réellement l'ensemble des matières fixes du vin.

La nature des capsules où se fait l'évaporation, leur forme, leur poids même exercent une influence sur le poids de l'extrait ; aussi devons-nous dire que nous employons des capsules de platine de 7 centimètres de diamètre sur 25 millimètres de hauteur, pesant environ 30 grammes.

Cendres. — L'extrait précédent est incinéré au rouge sombre. L'aspect des cendres peut mettre sur la voie d'une addition de sel au vin; en effet, dans ce cas, elles ont un aspect fondu et les dernières traces de charbon ne sont que très difficilement brûlées. Les cendres des vins déplâtrés par le chlorure de baryum renferment du chlorure de potassium et présentent la même apparence.

Les cendres des vins fortement plâtrés ne font pas effervescence avec les acides.

Acidité. — On entend par ce mot la quantité d'acides non saturés, autres que l'acide carbonique, que contient le vin. Pour la déterminer, on chasse l'acide carbonique en portant le vin à l'ébullition ; on y verse ensuite une liqueur de soude décime jusqu'à apparition d'un précipité persistant.

L'acidité est exprimée en acide sulfurique.

Crème de tartre. — *Procédé de MM. Berthelot et de Fleuriot.* — Il repose sur l'insolubilité du bitartrate de potasse dans un mélange à parties égales d'alcool absolu et d'éther pur.

Dans un petit matras, on verse 20^{c3} de vin avec 80^{c3} de mélange éthéro-alcoolique; on bouche le matras, on l'agite et on laisse reposer pendant 48 heures dans un lieu frais. Le bitartrate est précipité ; une partie adhère aux parois du matras. On décante le liquide sur un petit filtre ; on lave le sel par décantation avec la plus petite quantité possible du mélange éthéro-alcoolique, jusqu'à ce que le liquide qui passe ne soit plus acide. Le lavage terminé, on retire le filtre de l'entonnoir et on l'introduit dans le matras ; on ajoute de l'eau qui dissout le tartre, puis quelques gouttes de teinture de tournesol ou mieux d'une solution de phtaléine du phénol et on détermine l'acidité par la soude décime dont 1^{c3} représente $0^{g}01881$ de tartre. Le nombre de centimètres cubes qu'il a fallu employer, multiplier par $0^{g}01881 \times 50$ donne le poids du sel contenu dans 1 litre de vin. Ce poids doit être augmenté de $0^{g}2$ pour tenir compte de la solubilité du tartre dans le mélange éthéro-alcoolique.

Si le vin est plâtré, il faut le débarrasser de la chaux avant de le traiter par le mélange éthéro-alcoolique, sinon une partie passerait dans le précipité. Pour cela, on prend un certain volume de vin que l'on additionne d'un peu d'acétate de soude, puis d'oxalate d'ammoniaque. On sépare, par filtration, le précipité d'oxalate de chaux qui s'est formé et on concentre la liqueur de manière à la ramener au volume du vin employé. Sur le vin ainsi traité, on dose la crème de tartre comme il a été dit ci-dessus.

Sucre. — On prend 100^{c3} de vin que l'on additionne de 10^{c3} de sous-acétate de plomb ; on filtre et, à 50^{c3} de liqueur claire, on ajoute 5^{c3} d'une solution saturée de carbonate de soude. On filtre de nouveau et on titre avec la liqueur de Fehling. Le résultat est augmenté de 1/5 de sa valeur.

La même liqueur sert à l'examen polarimétrique.

Les vins purs ne dévient que très faiblement à droite la lumière polarisée, de $+ 0^{o}1$ à $+ 0^{o}2$ (1); les vins glucosés la dévient souvent jusqu'à $+ 9^{o}$. Neubaner admet que tout vin qui dévie de $+ 1^{o}$ est glucosé. Quelques vins naturels ont un pouvoir rotatoire lévogyre, tels sont les vins de Corse, les vins des grands crûs du Rhin dans les bonnes années.

Il peut arriver aussi que des vins provenant de moûts additionnés de saccharose dévient à gauche la lumière polarisée ; cela tient à ce que, des deux sucres dans lesquels la saccharose se dédouble, la glucose et la lévulose, le premier fermente d'abord. Or, si la fermentation s'est arrêtée avant la destruction complète du sucre, dans le cas, par exemple, où cette fermentation est suspendue par la richesse du vin en alcool, ou bien encore par des froids précoces, il peut ne rester que de la lévulose ou un mélange des deux sucres tel que l'action lévogyre prédomine. Mais, en général, les moûts ne sont additionnés que d'une quantité modérée de saccharose que la fermentation détruit complètement.

Les vins de raisin sec dévient souvent à gauche la lumière polarisée, mais ce fait n'est pas absolu car on trouve de ces vins qui dévient très faiblement à droite ou même qui ne dévient pas du tout (M. Reboul).

L'examen polarimétrique du vin ne permet pas de doser le sucre qu'il contient ; cela tient aux matières dextrogyres non fermentescibles qu'il renferme aussi, matières signalées par

(1) *Journal de pharmacie et chimie*, 1880, tome II, page 298.

M. Béchamp. Néanmoins, cet examen donne d'utiles renseignements sur les falsifications du vin.

Dans les vins ordinaires de France, la proportion de sucre réducteur est nulle ou fort petite ; elle ne dépasse guère que 3_g par litre.

Note sur l'inversion de la saccharose par le vin de Champagne. — M. Berthelot a prouvé que ce phénomène est dû à un ferment soluble dans l'eau, contenu dans l'intérieur des cellules de levure et qu'il a appelé *invertine*. Dans certaines années, il peut en rester dans le vin ou, si ce dernier contient encore des globules de ferment, il peut s'en produire des quantités telles qu'elles déterminent rapidement l'inversion de fortes proportions de sucre de canne.

On sait que la *liqueur de tirage* des fabricants de vin de Champagne est une solution sirupeuse de sucre de canne dans du vin. Or, il arrive quelquefois que, très rapidement, cette solution mise à la cave, abandonne un abondant dépôt formé de glucose, tandis que la liqueur surnageante est une solution de lévulose. La rapidité de l'inversion est telle que nous avons vu plusieurs fois des sirops, renfermant 5 à 600^g de sucre, *complètement* modifiés en quelques jours.

Les dosages que nous avons indiqués ci-dessus sont ceux que nous pratiquons dans toutes nos analyses ; quelquefois, quand les circonstances l'exigent, nous dosons aussi la glycérine, le tannin, etc. Pour la recherche du plâtrage, nous employons une solution de chlorure de baryum renfermant, par litre, 5^g602 de chlorure de baryum cristallisé et 100^{c3} d'acide chlorhydrique ; cette liqueur (1), dont le mode d'emploi est trop connu pour que nous insistions ici, nous permet de reconnaître à 0^g1 près la quantité de sulfate de potasse du vin.

Le dosage de l'alcool, de l'extrait, de l'acidité nous fournissent les éléments nécessaires à la détermination du *mouillage* et du *vinage*.

Le poids de l'alcool (2) d'un vin rouge ne dépasse jamais

(1) 1000^{c3} de cette liqueur correspondant à 4g de sulfate potasse.

(2) Pour obtenir le poids de l'alcool, on multiplie la richesse exprimée en volume par 0,8.

quatre fois et demie celui de l'extrait. Si ce rapport est plus grand, le vin est viné. (On admet une tolérance de $\frac{1}{10^e}$).

Avant d'établir ce rapport pour les vins sucrés ou plâtrés, on diminue le poids de l'extrait du nombre de grammes moins 1 donné par les dosages de sucre et de sulfate de potasse (1).

Dans les vins blancs, le rapport maximum de l'alcool à l'extrait est de 6,5.

Si l'on additionne l'alcool, pour cent en volume, et l'acidité, par litre en poids, on trouve que, pour les vins normaux, cette somme n'est presque jamais inférieure à 12,5. Le mouillage la diminue, le vinage l'augmente.

Si, à cette donnée, on ajoute celle du rapport alcool-extrait, on a tous les éléments qui permettent de déterminer, par le calcul, la double addition d'eau et d'alcool.

Cette méthode est certainement préférable à celle qui part d'une composition moyenne ; cependant on doit toujours observer la plus grande prudence dans ses conclusions. Il faut d'abord distinguer les *vins en nature* des *vins de coupage* dans l'appréciation des résultats d'une analyse. Ces derniers étant obtenus par le mélange de vins, riches en alcool et en extrait, avec des vins de qualité inférieure ou même, tout simplement, avec de l'eau pure ou alcoolisée, nous croyons que l'Administration a le droit de réglementer cette opération et d'exiger une *moyenne* ou, mieux encore, un *minimum* pour l'extrait et l'alcool.

C'est pourquoi la moyenne si décriée, du Laboratoire municipal de Paris, a sa raison d'être, mais, nous ne saurions trop le répéter, *dans les cas de vins de coupage seulement* (2).

Quant aux vins en nature, c'est une autre affaire ; on ne peut imposer un type uniforme aux vins des différents pays, ni obliger un crû à produire chaque année des vins de composition absolument constante.

Pour eux la détermination du rapport alcool-extrait et celle

(1) Voir *Instructions pratiques pour l'analyse des vins*. Comité consultatif des arts et manufactures. *Journal Pharmacie et Chimie* 1888, t. XVIII, p. 321.

(2) M. Girard calcule approximativement le mouillage sur 12° d'alcool et 24 grammes d'extrait.

de la somme alcool-acide constituent les seuls éléments pour rechercher s'ils sont naturels. On fera toujours bien de comparer, toutes les fois que cela sera possible, la composition du vin examiné à celle des vins authentiques de même origine.

Nous n'entrerons pas dans d'autres détails sur l'analyse du vin ; on trouvera, pour reconnaître les falsifications si nombreuses qu'on lui fait subir, tous les renseignements nécessaires dans le *Dictionnaire des falsifications* de Baudrimont et Chevallier, l'*Agenda du chimiste*, les *Documents sur les falsifications* du Laboratoire municipal de Paris, la *Coloration des vins par les matières colorantes de la houille* de M. Cazeneuve, etc.

Notes sur les analyses de vins faites au Laboratoire municipal de Reims.

La composition moyenne des vins analysés est la suivante :

Alcool	9°5	
Extrait	1g40	par litre.
Cendres	3,96	
Tartre	1,90	
Sucre réducteur	1,81	

Cette moyenne est déduite d'une série de près de 200 analyses de vins, la plupart mouillés ; le titre en extrait est relevé par des gros vins qui font partie de la série.

Les échantillons déposés au Laboratoire sont souvent plâtrés au-dessus de 2 grammes, quelquefois même au-dessus de 4 grammes.

Le vin de raisin sec est d'un usage excessivement fréquent aujourd'hui, mais on le vend rarement pour ce qu'il est ; commme sa richesse en extrait et en sucre réducteur, son action lévogyre sur la lumière polarisée le feraient facilement reconnaître, il faut le mouiller et même le viner pour amener sa richesse en alcool et en extrait à un taux convenable. Pour le colorer, on le coupe avec un gros vin ou bien on lui ajoute soit un dérivé de la houille, soit un colorant végétal.

Voici la composition de trois colorants pour vins que nous avons analysés et qui sont vendus à Reims même :

N° 1

Extrait de suc de sureau dit « *Vin de teinte de Fismes* ».

Nous avons examiné plusieurs échantillons de ce produit ; les uns ne contenaient pas d'alun, les autres en renfermaient une quantité plus ou moins forte. Voici l'analyse d'un de ces derniers :

Alcool..................	Néant
Matières organiques....	55g76 par litre
» minérales.....	20g32
» fixes totales...	76g08

Dans les matières minérales, nous avons dosé 2g20 d'alumine, quantité correspondant à 11g d'alun anhydre, soit à 20g d'alun cristallisé. La proportion d'acide sulfurique SO^3 s'élevait à 7g67 par litre de vin de teinte.

N° 2

Rocelline sulfo-conjuguée, additionnée de tannin et d'acide tartrique.

N° 3

Extrait d'orseille.
Carmin d'Indigo.

Enfin, nous avons signalé, le premier, un colorant nouveau, les *baies de Macqui* (1), très employé aujourd'hui dans toute la France. Nous allons étudier ces baies ainsi que les caractères de leur matière colorante.

COLORATION DES VINS PAR LES FRUITS DE L'ARISTOTELIA MACQUI

Depuis quelque temps, parmi les échantillons de vins déposés au Laboratoire municicipal de Reims, nous en trouvions fréquemment qui contenaient une matière colorante étrangère dont l'origine nous était inconnue. En effet, si certaines de ses réactions la rapprochaient des baies de sureau et de quelques autres fruits, d'autres prouvaient

(1) Coloration des vins par les baies de l'*aristotelia Macqui*, par M. H. Lajoux. *Journal de pharmacie et chimie* 1888. Tome XVII, page 508.

TABLEAU COMPARATIF DES RÉACTIONS DE LA

RÉACTIFS	INFUSION DE MAQUI	VIN PUR N° 1	ADDI V
a) **Bâton de craie albuminé.** — On dépose une goutte de liquide sur ce bâton et on laisse sécher.	Tache d'un gris ardoisé un peu violacé	Tache gris-clair	Tach
b) **Solution de carbonate de soude cristallisée à 1/200.** — A 2 c. c. de vin ou d'infusion, on ajoute environ 10 c. c. de réactif (il faut que le virement de la teinte soit complet.)	Coloration d'un *beau vert-olive*, devenant peu à peu *jaunâtre* (*). Coloration *jaune pur à chaud.*	Coloration d'un *vert-bleuât.;* la teinte s'affaiblit par la chaleur.	Color san à c
c) **Solutions à 10 °/₀ d'alun et de carbonate de soude.** — A 2 c. c. liquide coloré, on ajoute 2 c. c. d'alun et 2 c. c. de carbonate. On filtre.	Laque *bleu-foncé.* Liquide filtré *bleu*, devenant *jaunâtre* à chaud.	Laque *vert-bouteille.* Liquide filtré à peu près *incolore*, *verdissant légèrement* à chaud.	Laqu Liq *inc* net
d) **Solution d'acétate d'alumine** (2° Baumé). — Volumes égaux de réactif et de vin préalablement amené à la teinte violacée par la solution 1/200 du carbonate de soude.	Coloration *violette* très belle.	Coloration *lilas.*	Color
e) **Solution saturée de borax.** — 2 c.c. de vin et 3 ou 4 c. c. de réactif.	Coloration *brun-jaune.*	Coloration *gris-verdâtre* avec une très faible nuance violacée.	
f) **Solution de sulfate de cuivre à 10 °/₀.** — 1 c. c. vin, 9 c. c. d'eau, 3 c. c. réactif.	Coloration *bleu-foncé*	Coloration *bleue* très faible.	Colo
g) **Sous-acétate de plomb à 15° B.** — 2 c. c. vin, 1 c. c. réactif.	Précipité *vert-foncé*	Précipité *gris-verdâtre.*	P

(*) Il faut attacher une grande importance à la coloration jaune ou nettement jaunâ contenant du maqui étaient depuis longtemps jaunes, alors que les autres avaient cor

Nota. — Les vins purs ou additionnés de maqui avaient été préalablement collés

…COLORANTE DU MAQUI & DE CELLES DU VIN

… 1 … DE SON …SION	VIN PUR N° 2	VIN PUR N° 2 ADDITIONNÉ DE 1/3 DE SON VOLUME D'INFUSION DE MAQUI	VIN PUR N° 3
…doisé un …	Tache grisâtre	Tache d'un gris ardoisé un peu violacé.	Tache gris-pâle.
…*u* jaunis- … surtout	Coloration *vert-bleuâtre*, assez stable: par la chaleur, la teinte ne change pas sensiblement.	Coloration *vert-d'eau*, jaunissant rapidement surtout à chaud.	Coloration *verdâtre*, assez stable, ne changeant pas sensiblement à chaud.
…s évident. … peu près … *unissant* … d.	Laque *gris-verdâtre*. Liquide filtré légèrement *vert*; la couleur s'accentue un peu à chaud.	Laque *gris-bleu*, Liquide filtré, légèrement *vert-bleuâtre, jaunissant* nettement à chaud.	Laque *vert-bouteille*. Liquide filtré, un peu *verdâtre*; la couleur augmente un peu à chaud.
…très nette	Coloration *lilas*.	Coloration *violette*.	Coloration *lilas-clair*.
	»	»	»
…vidente.	*Décoloration* à peu près complète.	»	Coloration *bleuâtre*.
…ranc.	Précipité *vert-clair*.	Précipité *vert-franc*.	Précipité *vert-clair*.

…ent, à froid et à chaud, les liqueurs dans les essais *b* et *c*. Dans l'essai *b*, les vins …nte verdâtre.

… en même proportion, d'une solution albumineuse.

qu'aucun de ces fruits n'était en cause. Les choses en étaient là lorsque l'un de nos élèves nous apporta quelques baies douées d'une puissance de coloration considérable et vendues à Reims pour teindre les vins. Nous n'eûmes pas de peine à reconnaître dans ces fruits la matière première que nous avions longtemps cherchée.

Mais quelles étaient ces baies ? Tout ce que nous savions, c'est qu'elles étaient vendues sous le nom de *maqui* et qu'elles venaient d'Italie. A Paris, les quelques droguistes auxquels nous nous adressâmes ne purent nous fournir aucun renseignement. A l'Ecole de médecine de Reims, nous trouvâmes dans l'herbier Levent une branche d'un arbrisseau du Chili désigné sous le nom d'*Aristotelia macqui* L'Hérit ; cette branche portait des feuilles et des fleurs, mais n'avait pas de fruits. Dans le *Tableau du Règne végétal* de E. P. Ventenat, nous lûmes la description d'un arbrisseau, l'*Aristotelia*, dont le fruit était semblable à celui dont nous recherchions l'origine.

D'autre part, M. D. Bois, aide-naturaliste au Muséum, auquel nous avions fait remettre un échantillon de macqui, voulut bien nous envoyer la note suivante : « Ce fruit, originaire du Chili, porte le nom de maqui ; il est produit par l'*Aristotelia macqui* L'Hérit, arbrisseau que nous cultivons au Muséum, et qui fructifie même en pleine terre dans les années chaudes. »

Cette note et nos recherches personnelles établissaient donc bien l'origine botanique des baies qui étaient soumises à notre examen. Comme ces fruits sont expédiés d'Italie, il est probable que l'*Aristotelia macqui* y est acclimaté aujourd'hui ; voici, à ce sujet, un extrait d'une seconde lettre de M. Bois : « Il est certain que cette plante pourrait être cultivée en Italie, de même que dans le midi de la France ; à Paris, elle supporte même nos hivers pourvu qu'elle soit un peu abritée. Comme vous le savez, sans doute, les fruits un peu acidules de cette Tiliacée sont comestibles. Au Chili, on en fait des confitures ; on s'en sert aussi pour colorer les vins. »

Voici, d'après Ventenat, une courte description de l'*Aristotelia macqui* :

« Arbrisseau très rameux, feuilles opposées munies de stipules caduques ; fleurs disposées en grappes terminales munies de petites bractées. Calice 5-6 fide, turbiné, muni intérieurement d'un disque très large. Corolle à 5-6 pétales alternant avec les lobes du calice ; elle est insérée sur la partie extérieure du disque. 15-18 étamines, ayant la même insertion que la corolle, alternant 3 par 3 avec les pétales ; filaments courts, anthères oblongues, droites.

» *Baie* pisiforme trigone, 3-loculaire ; loges 1-2 spermes, semences convexes d'un côté, anguleuse de l'autre, insérées à l'angle interne des loges. Embryon dans un périsperme charnu. »

Ventenat plaçait l'*Aristotelia* parmi les plantes d'ordres indéterminés ; il faisait remarquer que, d'un côté, il avait de l'affinité avec les Tiliacées et les Cistoïdes, tandis que, de l'autre, il se rapprochait des Rahmnées. On a aussi placé cette plante dans la famille des *Aristotéliacées*-Lind (Dumort, fam. p. 41) ; aujourd'hui on la range parmi les *Tiliacées*.

Le maqui étant employé couramment à Reims pour colorer les vins de raisin sec ou pour rendre aux vins rouges mouillés leur teinte primitive, il est probable qu'il en est de même autre part ; néanmoins, à notre connaissance du moins, c'est la première fois que cette falsification est signalée en France.

La matière colorante du maqui ressemble beaucoup à celle du vin, mais ses réactions permettent de la distinguer nettement, ainsi que le montre le tableau (page 124). Les essais qui y figurent ont été faits comparativement sur une infusion de maqui, trois échantillons de vins purs, et sur deux de ces mêmes vins additionnés de maqui. L'infusion de cette baie avait une intensité de coloration sensiblement égale à la moyenne de celle des vins purs.

L'addition de l'infusion colorante aux vins a été faite dans la proportion de 1/3; les réactions signalées au tableau sont encore sensibles quand cette proportion est réduite à 1/4.

Comme les autres matières colorantes végétales, celle du maqui est détruite ou retenue par le bioxyde de manganèse, l'oxyde jaune de mercure employé dans les conditions et aux doses indiquées par M. le professeur Cazeneuve.

Au spectroscope, l'infusion de maqui, fortement acidulée par l'acide acétique, pour éclaircir sa teinte, donne la même absorption unilatérale que les autres jus de fruits rouges ; cette propriété ne peut donc servir à la caractériser.

Les réactions précédentes montrent que le maqui peut être facilement décelé dans son mélange avec le vin rouge.

La matière colorante du sureau et celle du maqui ont à peu près les mêmes réactions ; cependant le carbonate de soude permet de les distinguer assez nettement. En effet, nous voyons (tableau *b)* que, dans les conditions où nous sommes placé, le carbonate de soude donnait toujours, à froid, une coloration d'un vert bleuâtre, devenant peu à peu jaunâtre ; à chaud surtout, la coloration jaune est très évidente. Le même réactif communique au sureau tantôt une teinte lilas ou vineuse, et alors la confusion avec le maqui n'est pas possible, bien qu'à chaud cette teinte passe au jaune, tantôt une teinte vert bleuâtre. C'est dans ce cas qu'une erreur pourrait être commise. Pour l'éviter, il suffit de chauffer la liqueur : elle devient nettement jaune, le vin contient du maqui ; elle s'assombrit et devient d'un gris un peu verdâtre, on a affaire à du sureau.

Dans beaucoup de cas, le borax permet aussi de distinguer les deux colorants précédents ; en effet, sa solution saturée à 15° donne avec le maqui une teinte brun-jaunâtre plus ou moins foncée, tandis que les vins mélangés de sureau se colorent en lilas-vineux ou violacé. Mais, de ce que le liquide essayé prendrait cette dernière teinte, il ne faudrait pas en conclure nécessairement à la présence du sureau, car, ainsi que l'a fait remarquer M. Ar. Gautier, et ainsi que nous l'avons vérifié souvent nous-même, certains vins purs prennent la même nuance. L'essai au borax n'est donc probant que dans le cas où l'on obtient une teinte jaunâtre (absence de sureau).

Les différences de coloration que présentent le maqui et le sureau, sous l'influence des réactifs, sont faciles à saisir quand on opère simultanément avec du vin pur et additionné de ces colorants. Cependant nous devons dire que nous n'avons entre les mains qu'un seul échantillon de maqui ; or, on sait que les réactions de la matière colorante d'un même fruit peuvent être un peu différentes suivant son degré de maturité, le temps qui s'est écoulé depuis sa récolte, sa dessiccation plus ou moins grande. Il pourrait, par conséquent, se faire que les différences entre la matière colorante du maqui et celle du sureau fussent plus ou moins tranchées que celles indiquées à notre tableau. C'est ce que des recherches futures permettront de déterminer. En tous cas, et c'est ce que nous croyons avoir établi, il est impossible de confondre la matière colorante du vin avec celle des baies qui font le sujet de cette note.

Observation. — Dans notre tableau, nous signalons comme très importante la réaction par le carbonate de soude à chaud et à froid ; il ne faut pas croire cependant qu'elle soit suffisante. Pour pouvoir affirmer la présence du maqui dans un vin, il faut aussi obtenir la coloration violette très nette et très belle que donne l'acétate d'alumine ; c'est probablement pour s'être arrêté à la première réaction que l'on a cru trouver du maqui dans 1,200 hectolitres de vins saisis à l'Entrepôt de Paris, alors qu'ils n'en renfermaient pas, ainsi que M. le professeur Riche et nous, l'avons reconnu.

Les vins de certains cépages se comportent à peu près comme le maqui avec le carbonate de soude, mais la réaction avec l'acétate d'alumine nous semble tout à fait caractéristique.

Falsification de substances médicamenteuses

Nous allons passer en revue quelques-unes de celles que nous avons eu à reconnaître ; un certain nombre ont été signalées par nous pour la première fois.

Opium. — L'opium que nous avons eu à examiner est en pains de grosseur variable, secs, bien séparés les uns d'avec les autres, aplatis, recouverts d'une feuille de pavot dont la nervure médiane partage sa surface en deux parties égales, et de semences peu nombreuses de *Rumex*; les plus petits de ces pains pèsent 105 grammes. Ces caractères extérieurs sont exactement ceux de l'opium de Constantinople.

Les pains sont très difficiles à rompre ; leur cassure est brillante, d'un brun chocolat foncé ; on n'y remarque pas la moindre apparence de larmes, mais seulement de nombreux petits trous de la grosseur d'une pointe d'aiguille, semblables à ceux qui proviendraient du dégagement d'une vapeur ou d'un gaz enfermé dans une masse molle. Cette cassure blanchit, comme la scammonée, par le contact de la langue imprégnée de salive ; bien que très sèche, elle se ramollit sous la pression du doigt dont elle conserve l'empreinte ; sa saveur est très amère. L'odeur de cet opium est fortement vireuse.

Il fournit près de 60 0/0 de son poids d'extrait aqueux officinal. Cet extrait est riche en matières gommeuses. La filtration des liqueurs provenant de son traitement par l'eau froide est fort longue, ainsi que celle de la solution du premier extrait. Essayé par le procédé de M. Regnault, il donne un très faible dépôt de morphine impure et très colorée; la filtration de la liqueur alcoolique qui a laissé déposer ce précipité est rendue à peu près impossible par la présence d'une matière huileuse qui tache le papier du filtre ; au bout de cinq jours, cette filtration n'est pas terminée. Il nous semble évident, d'après les caractères précédents, que cet opium est un simple extrait provenant du suc exprimé des capsules de pavots, ainsi que le démontrent sa structure compacte, l'absence de larmes et la forte proportion de mucilage.

Quant à l'huile, elle provient peut-être des graines que les capsules pouvaient encore contenir lors de leur expression.

Cette falsification a été signalée par nous, en 1879, dans les comptes rendus du *Cercle Pharmaceutique de la Marne*; nous avons retrouvé des échantillons de ce faux opium en 1884 et 1885.

Safran. — Il en est de même pour la présente falsification que nous croyons avoir été le premier à signaler. Ce safran est constitué, d'après notre analyse, par 45 à 50 0/0 de véritables stigmates de safran ; le reste est formé d'étamines de cette plante et surtout de filaments végétaux imprégnés de glucose, saupoudrés de carbonate de chaux ou de carbonate de baryte et colorés avec de la fuchsine.

M. Boutet a publié (1) l'analyse d'un faux safran analogue au nôtre, mais qui en diffère à certains égards. Il contiendrait les mêmes filaments imprégnés également de glucose ; seulement, le sel ne serait pas du carbonate de chaux, mais du sulfate de chaux, et la matière colorante serait une laque carminée au lieu de fuchsine. M. Boutet attribue, comme nous, les filaments à des tigelles et à des radicules d'une plante dicotylédonée dont il a trouvé plusieurs graines attenant encore à ces filaments. Nous n'avons trouvé qu'une seule de ces graines ; elle était cordiforme, et marquée d'un sillon en son milieu. Pour plus de détails, voir notre note insérée dans les *Comptes rendus du Cercle Pharmaceutique de la Marne, 1879* (2).

Sulfate de quinine. — Ce produit ne contenait que 20 0/0 de sulfate de quinine réel ; le reste était constitué par un mélange de sulfate de cinchonidine et de sulfate de quinidine. Nous avons reconnu cette falsification en 1879, sur une livraison faite à un grand hôpital.

Eau distillée de Laurier-cerise. — Nous constatons très souvent que des échantillons d'eau de laurier-cerise du commerce ne contiennent pas un atome d'acide cyanhydrique et sont simplement constitués par de l'eau distillée aromatisée avec de l'essence d'amande amère ou même avec de l'essence de mirbane.

Cette falsification peut avoir des conséquences funestes ; l'eau de laurier-cerise doit, en effet, à l'acide prussique qu'elle contient, la propriété de dissoudre l'iode ; ces deux corps réagissent l'un sur l'autre pour produire de l'iodure de cyanogène.

$$H\,Cy + 2\,I = Cy\,I + HI$$

Le calcul des équivalents montre que 27 p. d'acide cyanhy-

(1) *Répertoire de Pharmacie*. Octobre 1879.

(2) Cette falsification se pratique encore; nous avons eu l'occasion de la constater en 1888.

drique dissolvent 254 p. d'iode ; par conséquent, un litre d'eau de laurier-cerise au titre de 0g50 exigé par le Codex, doit dissoudre 4g70 d'iode. Le médecin, se basant sur ce titre, peut prescrire une dissolution d'iode dans l'eau de laurier-cerise, dans les proportions que nous venons d'indiquer ; or, si l'eau employée par le pharmacien est à un titre inférieur, une partie de l'iode ne se dissoudra pas et agira comme caustique, ce qui est fort grave dans certains cas, par exemple si la préparation doit servir de collyre (1).

Glycérine. — Nous avons eu à examiner un échantillon de glycérine offerte à très bas prix à un apprêteur de Reims, sous le nom de *glycérine argentée*, sa densité était de 1,26, sa réaction neutre, sa couleur légèrement jaunâtre, sa limpidité parfaite, sa saveur à la fois très amère et légèrement sucrée.

L'analyse nous a montré que ce produit était tout simplement une solution saturée de sulfate de magnésie (c'est-à-dire contenant environ le 1/3 de son poids de sel à la température ordinaire), édulcorée avec 160 grammes de glucose par litre, en nombre rond.

Les gouttes de cette prétendue glycérine qui tombaient sur les parois des bouteilles, s'y figeaient et y dessinaient des arborescences dues à la cristallisation du sel de magnésie ; c'est peut-être à cette circonstance qu'elle devait son qualificatif d'*argentée*.

(1) Un accident de ce genre a été signalé en 1879.

AIR CONFINÉ

Dosage de l'acide carbonique

On nous demande quelquefois de doser l'acide carbonique dans l'air confiné. A cet effet, nous faisons passer un certain volume d'air dans une solution de potasse caustique ; nous déplaçons ensuite par l'acide chlorhydrique, l'acide carbonique absorbé dont nous mesurons le volume.

L'*appareil d'absorption* est représenté par la figure 2 ;

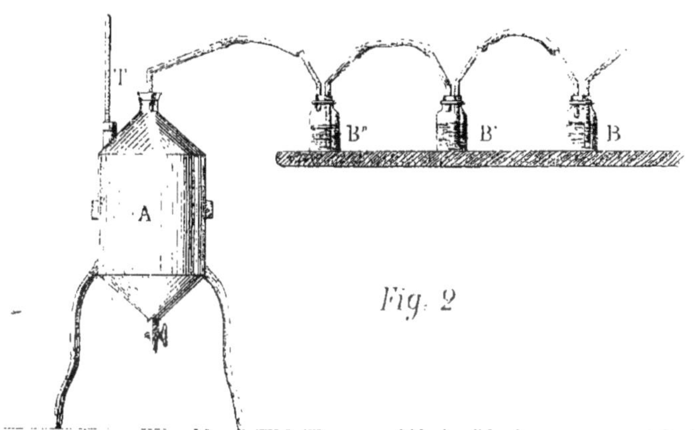

Fig. 2

A aspirateur ; B, B', B", flacons dans chacun desquels on introduit 20c3 d'une solution de potasse caustique à 1/10 et quelques gouttes de teinture de tournesol. En faisant passer le courant d'air lentement, de manière qu'il traverse bulle à bulle la solution alcaline, les trois flacons sont suffisants ; le dernier n'absorbe plus qu'une petite quantité d'acide carbonique ; la presque totalité est retenue par les deux premiers. Quand on veut avoir la proportion d'acide carbonique contenu, à un moment donné, dans l'air d'une salle de réunion ou d'une salle d'hôpital, on ne peut employer un aspirateur trop grand, car l'opération durerait trop longtemps. C'est le cas qui se présente quand on veut doser l'acide carbonique, dans une salle d'hôpital, le matin, avant l'ouverture des fenêtres ; dans ce cas, nous employons un aspirateur de 50 litres seulement.

L'*appareil de déplacement* est représenté par la figure 3.

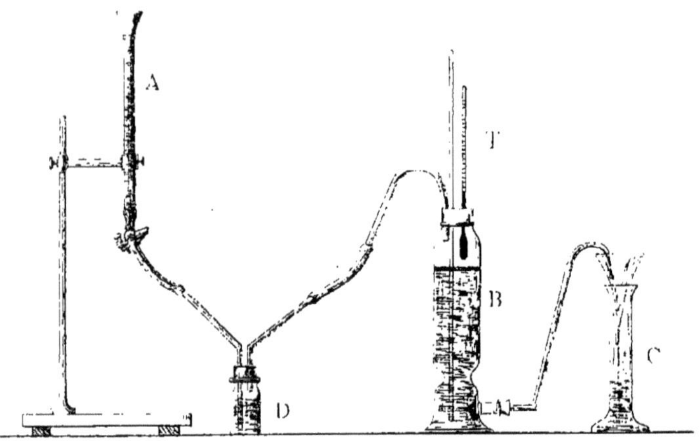

Fig. 3

C'est à peu près le même que celui employé à Montsouris pour le dosage de l'acide carbonique dans l'air libre.

A est une burette graduée mise successivement en communication, au moyen d'un caoutchouc, avec chacun des flacons B, B', B'' ; d'autre part, le flacon en expérience communique avec la partie supérieure d'une éprouvette à dessécher les gaz dont la tubulure inférieure porte un tube terminé en pointe recourbée. Ce tube peut s'incliner à droite ou à gauche.

Dans la burette graduée, on introduit de l'acide chlorhydrique étendu de son volume d'eau ; dans l'éprouvette, on met de l'eau recouverte d'une couche d'huile pour empêcher la dissolution du gaz carbonique dans l'eau. L'air contenu dans l'éprouvette, doit être à la pression atmosphérique ; il faut donc que le niveau du liquide, dans cette éprouvette et dans le tube de sûreté, soient sur le même plan horizontal. On réalise cette condition, en inclinant plus ou moins le tube recourbé, ce qui détermine la sortie d'une plus ou moins grande quantité d'eau.

Les choses étant en cet état, on ouvre le robinet de l'éprouvette et on laisse tomber lentement, et par fractions, un certain volume d'acide chlorhydrique, suffisant pour colorer fortement en rouge la liqueur alcaline qui a été préalablement additionnée de teinture de tournesol. L'acide carbonique se dégage en refoulant l'eau de l'éprouvette ; il en chasse un volume égal au sien dans une éprouvette graduée C placée au-dessous de la pointe recourbée. Quand il ne se dégage plus de gaz, malgré une agitation modérée du flacon d'absorption (B, B' ou B''), on rétablit la pression primitive en inclinant plus ou moins le tube courbé.

On note le volume total V d'eau déplacée, en opérant successivement sur les trois flacons ; on a eu soin d'employer toujours la même quantité d'acide chlorhydrique.

Comme une partie de l'accide carbonique reste dans la solution acide de chlorure de potassium provenant de chaque expérience, comme, de plus, la solution alcaline renferme toujours elle-même une certaine quantité de carbonate, il faut faire subir au volume V une correction.

A cet effet, on prend un flacon D exactement semblable aux flacons B, B', B'' ; on y introduit 20^{c3} de la solution de potasse caustique à 1/10, on colore par quelques gouttes de teinture de tournesol et on détermine le volume d'acide carbonique que dégage l'acide chlorhydrique dont on verse encore la même quantité que celle déjà employée dans les déterminations précédentes. On multiplie ce volume par 3 et on retranche le produit v de V.

V — v représente le volume d'acide carbonique contenu dans le volume d'air sur lequel on opère. Il est bien entendu que l'on doit faire subir aux volumes obtenus, dans toutes ces expériences, les corrections nécessitées par les changements qui peuvent survenir dans la température et la pression.

Nous avons fait quelques déterminations d'acide carbonique dans l'air des salles de l'Hôtel-Dieu de Reims ; voici, à ce sujet, un article extrait de l'intéressante brochure de M. le docteur Langlet : *Hôpital ou Musée* (Reims 1889) :

« On sait qu'en acceptant les chiffres donnés par les recherches de Pettenkofer, l'acide carbonique expiré lorsqu'il est contenu dans l'air dans une proportion volumétrique égale à 1 millième, rend l'air impropre à la respiration. C'est la limite extrême qu'il ne faut pas dépasser. Voici les chiffres qui ont été trouvés par M. Lajoux :

Salle	Sainte-Jeanne,	à 9 h. matin,	86 litres 8	par 100 mètres cubes.
—	Saint-Paul,	id.	90	—
—	Saint-Thomas,	id.	90	—

» Quantités déjà assez élevées, acceptables cependant, mais constatées à une heure de la journée où l'air a été renouvelé dans les salles par l'ouverture des fenêtres.

» En opérant au contraire avant l'ouverture des fenêtres, à 4 heures 1/2 du matin, on trouvait :

Salle	Sainte-Jeanne,	à 4 h. 1/2 matin,	126 litres 8	par 100 mètres cube
—	Saint-Thomas,	id.	115	—
—	Saint-Bernard,	id.	164	

soit plus de un millième et demi. »

TABLE DES MATIÈRES

Des Eaux au point de vue de l'Hygiène

1re Partie

Le Lait

Le Vin

Falsifications de Substances médicamenteuses :

Air confiné :

Reims. — Imprimerie Matot-Braine, Éditeur de l'*Annuaire des 50,000 Adresses de Reims, de la Marne, de l'Aisne et des Ardennes,* rue du Cadran-St-Pierre, 6
Usine à Vapeur. — TÉLÉPHONE.

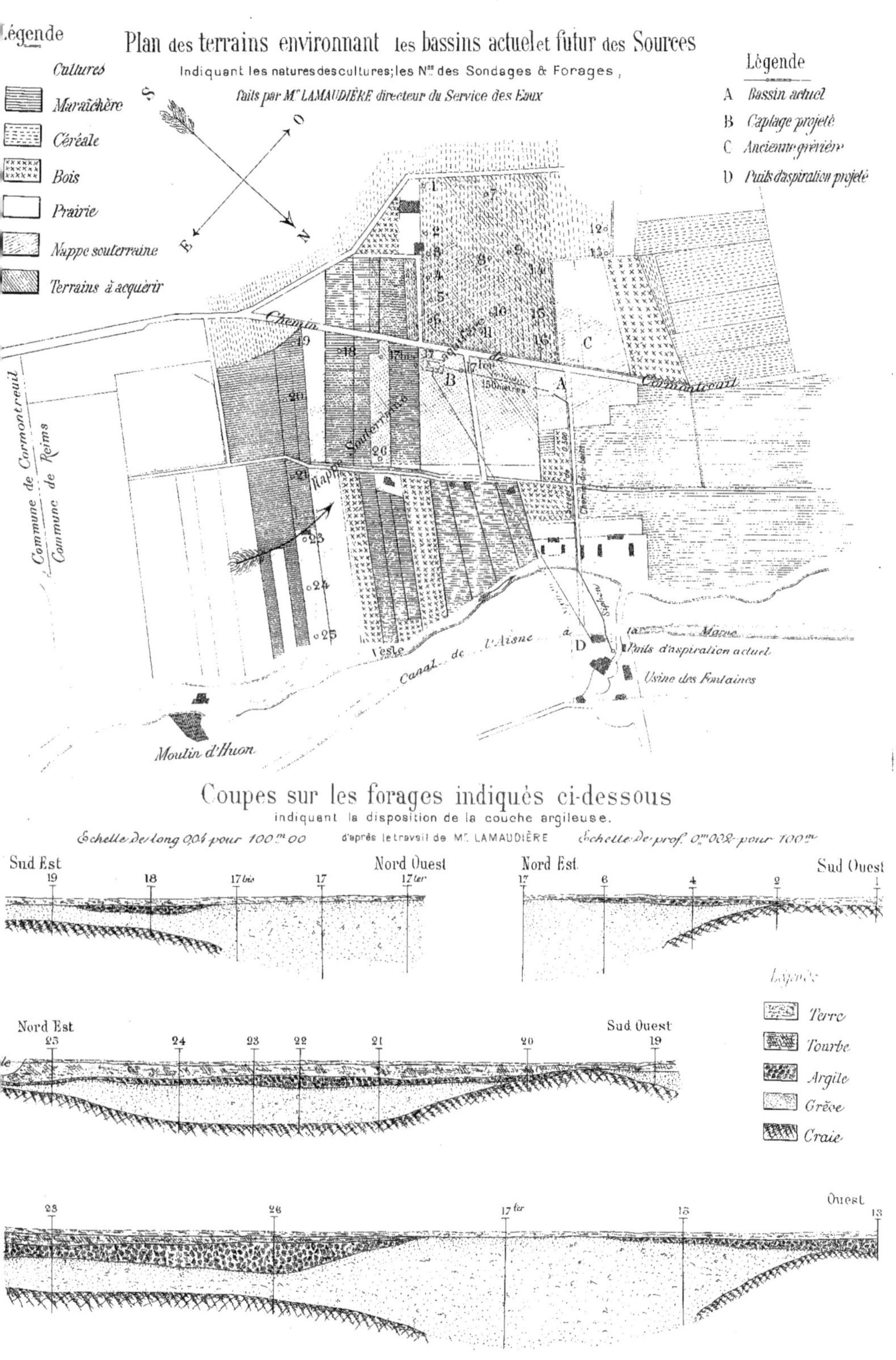
Plan des terrains environnant les bassins actuel et futur des Sources
Indiquant les natures des cultures; les N.os des Sondages & Forages,
faits par Mr LAMAUDIÈRE directeur du Service des Eaux
Légende
Cultures
Maraîchère
Céréale
Bois
Prairie
Nappe souterraine
Terrains à acquérir
Légende
A Bassin actuel
B Captage projeté
C Ancienne grèvière
D Puits d'aspiration projeté
Chemin de Cormontreuil
Nappe Souterraine
Commune de Cormontreuil
Commune de Reims
Vesle
Canal de l'Aisne à la Marne
Puits d'aspiration actuel
Usine des Fontaines
Moulin d'Huon
Coupes sur les forages indiqués ci-dessous
indiquant la disposition de la couche argileuse.
Echelle de long 0,04 pour 100m 00
d'après le travail de Mr LAMAUDIÈRE
Echelle de prof. 0m 002 pour 100m
Sud Est
Nord Ouest
Nord Est
Sud Ouest
Ouest
Terre
Tourbe
Argile
Grève
Craie

www.ingramcontent.com/pod-product-compliance
Ingram Content Group UK Ltd.
Pitfield, Milton Keynes, MK11 3LW, UK
UKHW020315250726
13967UKWH00004B/1735